Leitsymptome in der Aurachirurgie Band 9

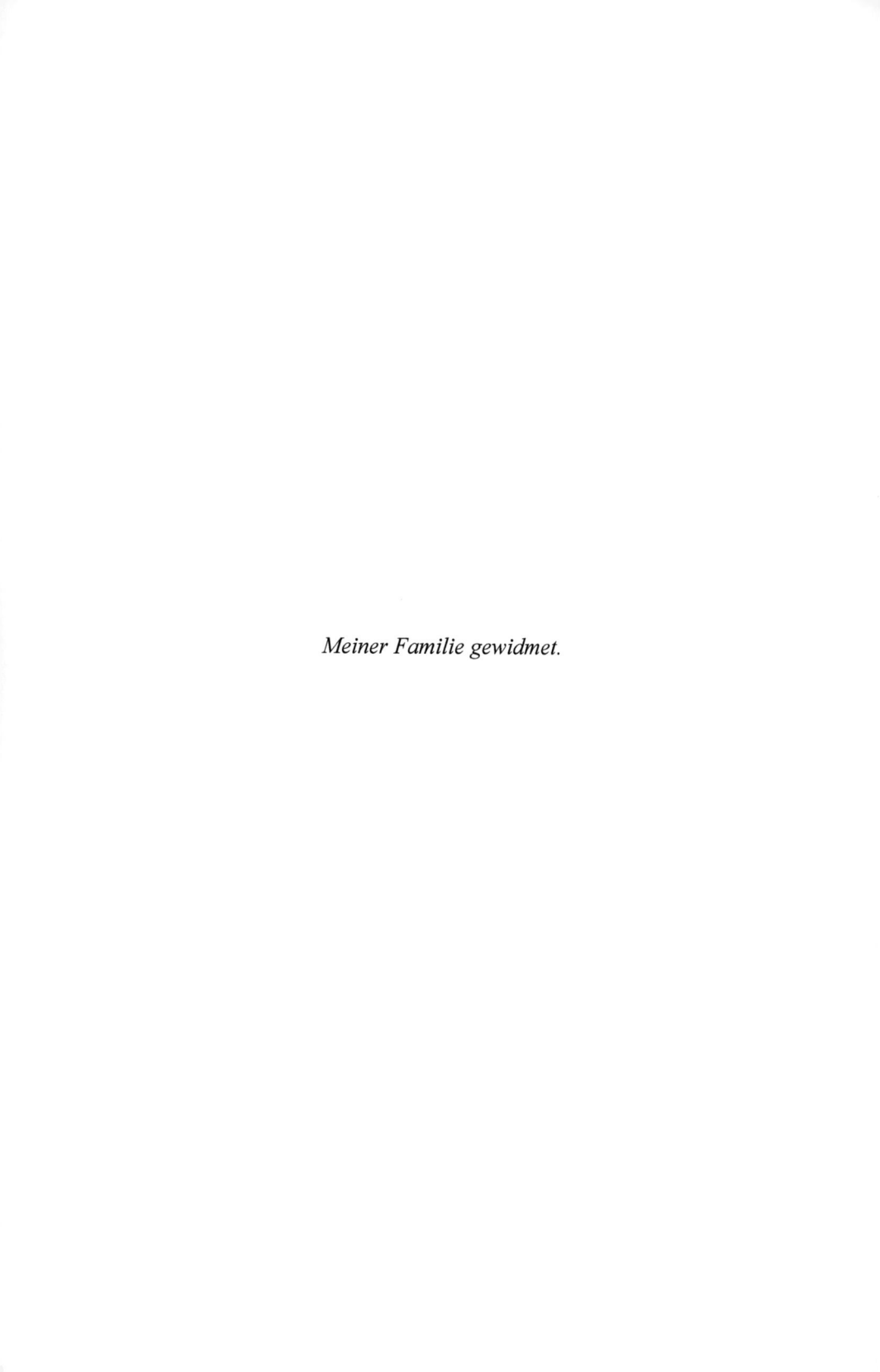

Meiner Familie gewidmet.

Mathias Künlen

Leitsymptome in der
Aurachirurgie

Medizin im
21. Jahrhundert

Band 9

Impressum:
Herausgeber: IFA Institut für Aurachirurgie AG, Fürstentum Liechtenstein
Autor: Dr. Mathias Künlen
Layout: Carsten Kienle
Umschlaggestaltung: Dr. Mathias Künlen, Carsten Kienle
Internet: www.aurachirurgie.me
E-mail: info@aurachirurgie.me

© 2018
Herstellung und Verlag: BoD – Books on Demand, Norderstedt.
ISBN: 9783752812893

Bibliografische Information der Deutschen Nationalbibliothek

Die Deutsche Nationalbibliothek verzeichnet diese Publikation in der Deutschen National-
bibliografie; detaillierte bibliografische Daten sind im Internet über http://dnb.d-nb.de
abrufbar

1. Auflage 2018

HINWEIS: Wie jede Wissenschaft ist die Medizin ständigen Entwicklungen unterworfen.
Forschung und klinische Erfahrung erweitern unsere Erkenntnisse, insbesondere was die
Behandlung von Krankheiten anbelangt.

Herausgeber und Verlag haben große Sorgfalt darauf angewandt, dass alle Empfehlungen dem
aktuellen medizinischen Wissensstand entsprechen. Für Angaben von Applikationsformen und
Therapiehinweisen kann vom Autor und Verlag keine Gewähr übernommen werden. Jeder
Benutzer ist angehalten, durch sorgfältige Prüfung und gegebenenfalls nach Konsultation
eines Spezialisten festzustellen, ob die beschriebenen Therapiemöglichkeiten im konkreten
Fall anwendbar sind. Jede Therapieanwendung geschieht auf eigene Gefahr des Benutzers.
Autor und Verlag appellieren an jeden Benutzer, ihm etwa auffallende Ungenauigkeiten
mitzuteilen.

Inhalt

Einleitung

Dieses Buch illustriert Fallbeispiele der Aurachirurgie anhand von Leitsymptomen. Die Reihenfolge der Leitsymptome ist absichtlich ungeordnet bzw. nicht nach Fachrichtungen sortiert. Dies entspricht dem „täglichen Brot" des praktizierenden Aurachirurgen, indem die Patienten während eines Tages ganz unterschiedliche Beschwerden präsentieren. Die Fallbeschreibungen illustrieren, wie vielfach verschlungen die diagnostischen Pfade und differentialdiagnostischen Überlegungen sein können, bis letztlich eine wirksame Therapiemethode erkannt wird. Ausgehend von einem Leitsymptom werden die aurachirurgischen Untersuchungen am Patienten auch mithilfe der nicht-linearen Systemanalyse durchgeführt. Alle Fallbeispiele stehen exemplarisch für die Vorgehensweise in der energetisch-informatorischen Methode der Aurachirurgie, eine Vorgehensweise, die sich von der morphologisch orientierten Schulmedizin unterscheidet.

Aurachirurgie versteht sich als Ergänzung zu etablierten Medizinsystemen wie der Schulmedizin oder der Komplementärmedizin. Sie erhebt explizit keinen Anspruch auf Alleingültigkeit und sollte hinsichtlich ihrer Indikationsstellung stets vergleichend abgewogen und unter Umständen ergänzend angewendet werden.

Aurachirurgie hat inzwischen einen hohen wissenschaftlichen Standard erreicht, mit der Möglichkeit zur bildlichen Darstellung und gar quantitativen Messung von seelisch-geistigen Störungen. Sowohl im Rahmen der Diagnostik als auch insbesondere in der Vorabtestung von Therapieansätzen und in der Erfolgsmessung von aurachirurgischen Behandlungen gibt es beeindruckende Fortschritte des geistigen Heilens, wie man sie bis vor kurzer Zeit noch für unmöglich gehalten hätte. Mit den in diesem Buch gezeigten Verfahren und Methoden steht die Aurachirurgie den wissenschaftlichen Standards der westlichen Schulmedizin nicht mehr nach, im Gegenteil, sie führt in Bereiche des Heilens, von denen die Schulmedizin gegenwärtig weit entfernt ist. An dieser Stelle sei betont: Geistiges Heilen mittels Aurachirurgie beschreibt keine Wunderheilung. Die Wirksamkeit und der Erfolg der Aurachirurgie ist dem speziellen Zugang zum Patienten zu verdanken, einem klar definierten und exakt anwendbaren energetisch-informatorischen Weg.

Seit Jahren arbeite ich mit großer Begeisterung als Aurachirurg. Immer wieder bin ich beeindruckt, ja geradezu verblüfft, welch schlüssigen Erklärungen ich mit dieser Methode bei meinen Patienten für ganz unterschiedliche Symptome und Krankheitsbilder finde, und mit welcher Wirksamkeit ich zur Heilung beitragen kann.

Hinweis: Wenn in diesem Buch von „Arzt" die Rede ist, so wird dies verstanden im Sinne dessen, der heilt. Der Begriff umfasst somit auch Heilpraktiker, Therapeuten und Heiler. Dabei beinhaltet der Begriff „Arzt" sowohl den männlichen Arzt als auch die weibliche Ärztin. Ebenso bezieht sich der Begriff „Patient" auch auf „Patientin". Um die Lesbarkeit des Textes zu erhöhen, werden hier nur die männlichen Formen verwendet.

Ruggell, Liechtenstein im Dezember 2018.

Leitsymptome

In den folgenden Fallbeispielen finden sich zahlreiche Abbildungen der nicht-linearen Systemanalyse. Angezeigt werden immer zwei Bilder, das obere zeigt den Ausgangsbefund, das untere den Befund nach Invertierung eines Einfluss-faktors, z.B. Elektrosmog. Eine Invertierung ist an sich noch keine Therapie, sondern dient nur zur diagnostischen Eingrenzung. Sie untersucht, ob sich der energetische Befund eines Organsystems verändert, sobald man einen Kausal-faktor aus der Betrachtung herausnimmt, z.B. einen Candida albicans als Kau-salfaktor im Darm. Verbessert sich der energetische Befund bei nochmaliger NLS-Analyse durch Invertierung, so zeigt dies, dass dieser Kausalfaktor ent-sprechend verantwortlich zu machen ist für die schlechte energetische Aus-stattung des jeweiligen Organs. Bleibt der Befund hingegen gleich oder ver-schlechtert sich gar, so bedeutet dies, der der angenommene Kausalfaktor keine Rolle spielt bzw. dass die Anfrage an das NLS-Analysesystem falsch formuliert ist. Durch Invertierung lassen sich viele Kausalfaktoren schnell und unkompli-ziert prüfen: Mikroorganismen wie Bakterien, Pilze, Protozoen oder Viren, aller-gene Substanzen, Nahrungsmittel, aber auch Medikamente, die dem Patienten testweise zugegeben oder auch weggenommen werden. Auf diese Weise lässt sich untersuchen, ob ein bereits gegebenes Medikament Nutzen bringt oder eher schadet. Gleichermaßen lässt sich evaluieren, was ein neu gegebenes Medi-kament entsprechend am Organsystem energetisch verändern würde.

Die Klassifikation geschieht durch farbliche Markierungen, entsprechend den Schulnoten, 1 ist die beste Note, 6 die schlechteste (helle Vielecke die Note 1, helle Kreise die Note 2, nach oben gerichtete Dreiecke die Note 3, nach unten gerichtete Dreiecke sind die Note 4, dunkle Rauten sind die Note 5, schwarze Vierecke sind die Note 6).

Rote Streifen

Anamnese: In die Praxis kommt die 13-jährige Patientin wegen einer seit drei Jahren bestehenden vordiagnostizierten Stammfettsucht[1] mit roten Streifen an den Oberschenkeln. Laborchemisch wurden erhöhte Cortisolwerte im Blut gemessen und die Diagnose eines Cushing Syndroms[2] gestellt. Ob es sich um ein sekundäres, d.h. von der Hypophyse ausgehendes Syndrom oder um ein primäres, d.h. von der Nebenniere ausgehendes Problem handelt, wurde bislang nicht untersucht. Auffällig sind Hautveränderungen seit einigen Wochen in Form von roten Streifen am Oberschenkel sowie ein deutliches Übergewicht, v.a. am Stamm.

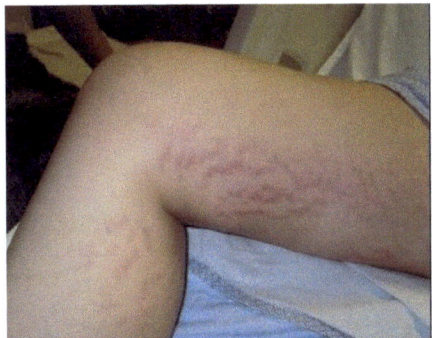

Abb. 1: *Striae distensae rubrae, rote Streifen an der Oberschenkelinnenseite.*

---

[1] Eine Stammfettsucht ist eine Form der Fettleibigkeit (Adipositas), bei der die Fettverteilung den Körperstamm (in erster Linie das Abdomen) betrifft, während die Extremitäten weitgehend ausgespart bleiben. Die Stammfettsucht entspricht dem männlichen Fettverteilungsmuster, bei dem überwiegend eine viszerale Fettspeicherung vorliegt, die den typischen "Bierbauch" erzeugt. Eine Stammfettsucht ist mit einem erhöhten kardiovaskulären Risiko verbunden. Stammfettsucht ist auch ein Symptom, das im Rahmen eines Cushing-Syndroms vorkommt.

[2] Das endogene Cushing-Syndrom entsteht durch erhöhte Sekretion von Cortisol oder ACTH. Es lässt sich daher wie folgt klassifizieren: 1. ACTH-abhängig (Adrenocorticotropes Hormon, ca. 85% der endogenen Fälle): 1.1. Zentrales Cushing-Syndrom (Morbus Cushing): Erhöhte Produktion von ACTH im Hypophysenvorderlappen (z.B. Hypophysenadenom) mit konsekutiv vermehrter Kortikoidfreisetzung aus der Nebennierenrinde. 1.2. Ektopes (paraneoplastisches) Cushing-Syndrom: Bildung von ACTH bzw. des Corticotropin-releasing Hormone (CRH) in ektopem Gewebe, beispielsweise im Rahmen eines Bronchialkarzinoms. 2. ACTH-unabhängig (ca. 15% der endogenen Fälle): 2.1. Adrenales Cushing-Syndrom: Gesteigerte Sekretion von Gluko- oder Mineralokortikoiden aus der Nebennierenrinde im Zuge von Neoplasien (Adenome oder Karzinome) (seltener nodulär-adrenale Hyperplasie) mit konsekutiv supprimierter ACTH-Ausschüttung aus dem Hypophysenvorderlappen. 2.2. Hypothalamisch-hypophysäres Cushing-Syndrom: Störungen der hypothalamisch-hypophysären Regulation. 2.3. Kleinhirnbrücken-Symptomatik: Ausgelöst durch einen Kleinhirnbrückenwinkeltumor.

Aurachirurgie: In der aurachirurgischen Exploration der karmischen Muster findet sich ein Sklavenjoch, das erfolgreich aufgelöst wird. Sonstige Symptome eines Cushing-Syndroms sind nicht erkennbar. Die Symptome des Cushing-Syndroms sind durch die verstärkte hormonelle Wirkung der Kortikoide auf die Zielgewebe bedingt. Das klinische Bild des endogenen Cushing-Syndroms ist sehr variabel und hängt u.a. von der Dauer und Schwere der Erkrankung sowie vom Geschlecht und Manifestationsalter ab, was die Diagnosestellung häufig erschwert.

- Vollmondgesicht mit Plethora (Rötung im Gesicht)

- Stammfettsucht

- Wachstumsminderung bei Kindern

- Diabetische Stoffwechsellage mit gestörter Glukosetoleranz und Dyslipidämie (Erhöhung der Glukosekonzentration via Gluconeogenese, Steroiddiabetes)

- Hypertonie (mineralkortikoide Wirkung; vermehrte Natrium- und Wasserretention, vermehrte Kalium-Sekretion), selten Hypokaliämie

- Hypogonadismus: Potenzminderung (bei Männern); Zyklusstörungen, Amenorrhö und Infertilität (bei Frauen)

- Haut: Atrophie, Striae distensae, Purpura, Striae rubrae, Hämatome, Akne, Hirsutismus (androgenartige Wirkung)

- Bewegungsapparat: Muskelschwäche und -atrophie, Osteoporose, Frakturen (als Substrat für die Gluconeogenese werden Aminosäuren aus z.B. Muskel und Knochen verwendet)

- Opportunistische Infektionen

- Verzögerte Wundheilung

- Fettleber

- Knöchelödeme

- Psyche: Depression, emotionale Labilität

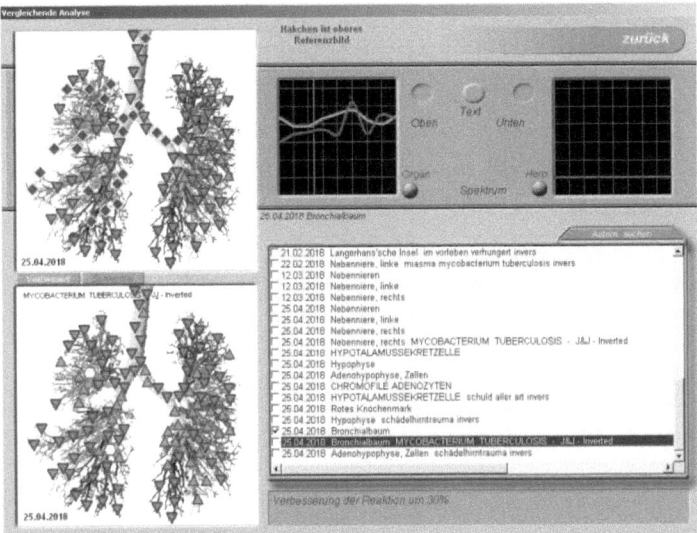

Abb. 2: Bronchialbaum: Energetische Störung, bei Invertierung von Miasma Mycobacterium tuberculosis zeigt sich eine Verbesserung des energetischen Befundes um 30 %.

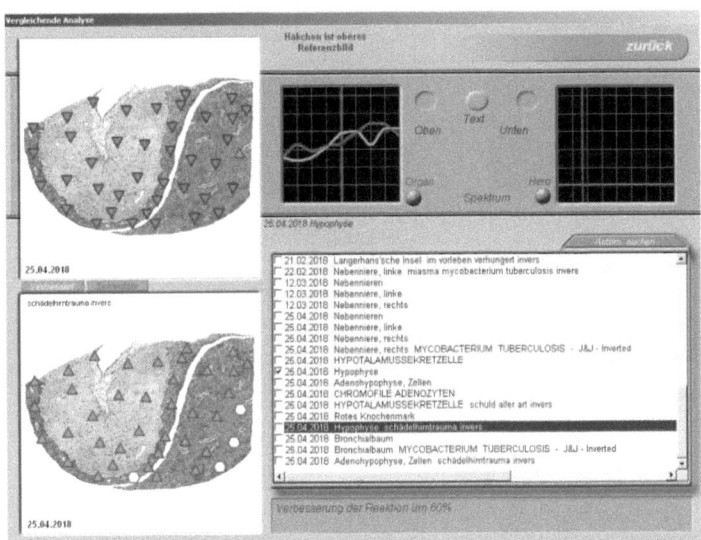

Abb. 3: Hypophyse: Energetische Schwäche, bei Invertierung von Schädelhirntrauma kommt es zu einer Verbesserung des energetischen Befundes um 60%. Auf Nachfrage gibt die Patientin an, vor 5 Jahren beim Schulsport gestürzt und auf den Kopf gefallen zu sein.

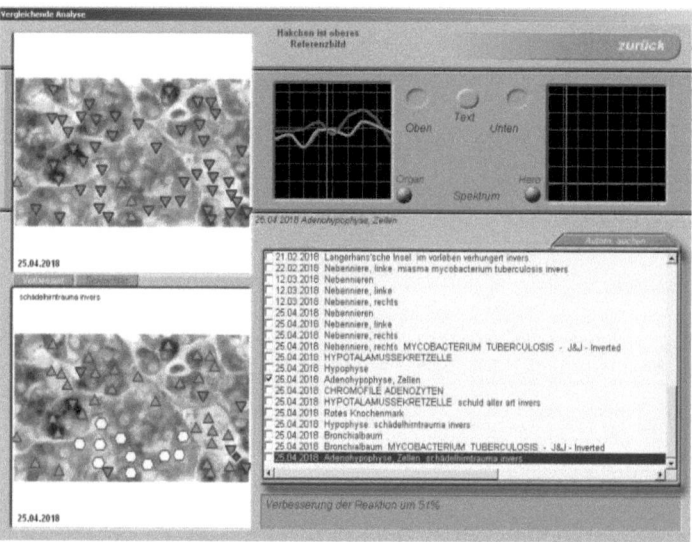

Abb. 4: *Adenohypophyse: Energetische Schwäche, bei Invertierung von Schädelhirntrauma kommt es zu einer Verbesserung des energetischen Befundes um 51%.*

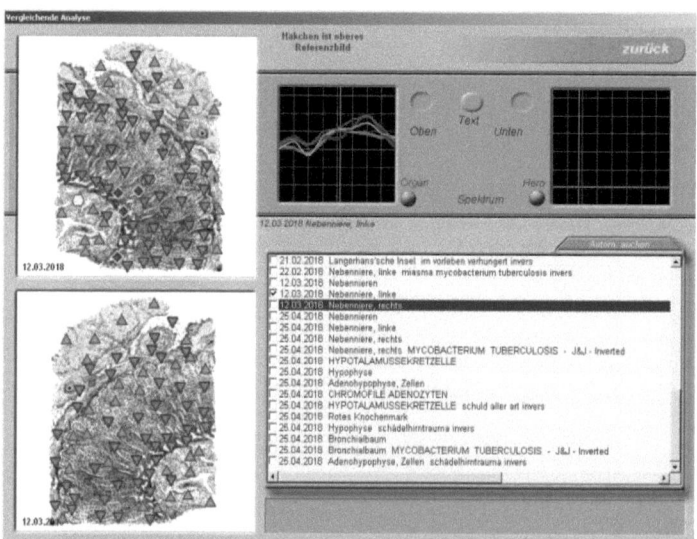

Abb. 5: *Nebennieren: Energetische Schwäche auf beiden Nebennieren.*

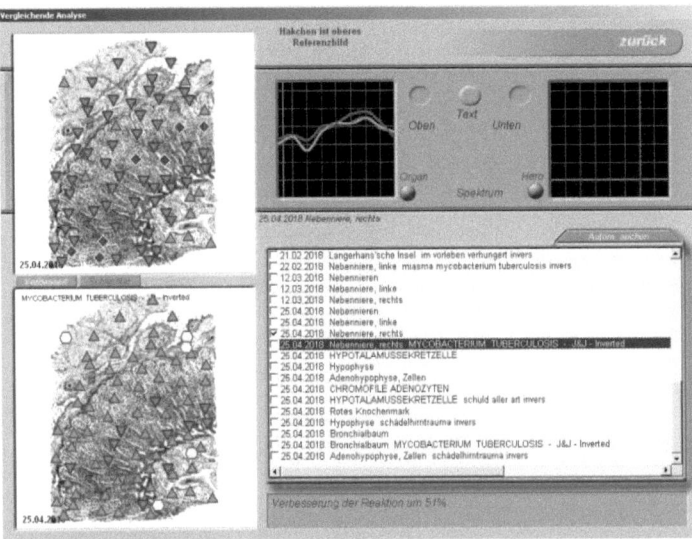

Abb. 6: *Rechte Nebenniere: Bei Invertierung des Miasma von Mycobacterium tuberculosis zeigt sich eine Verbesserung des energetischen Befundes um 51%.*

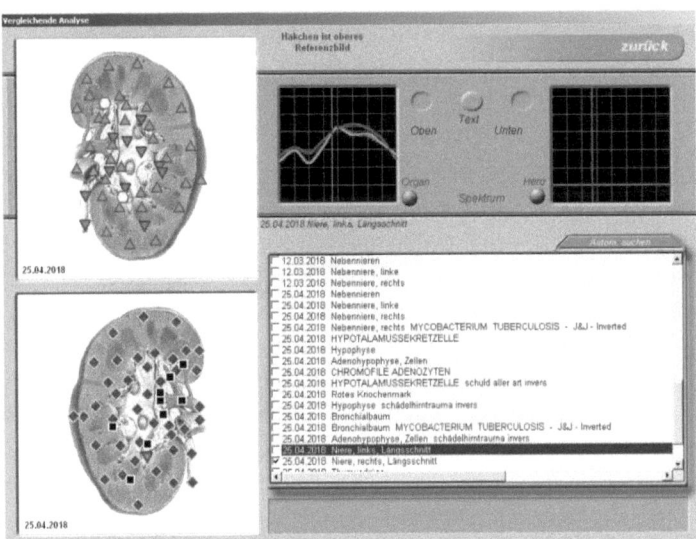

Abb. 7: *Nieren Seitenvergleich: Schwere energetische Störung der rechten Niere, während die linke Niere einen energetischen Normalbefund aufweist.*

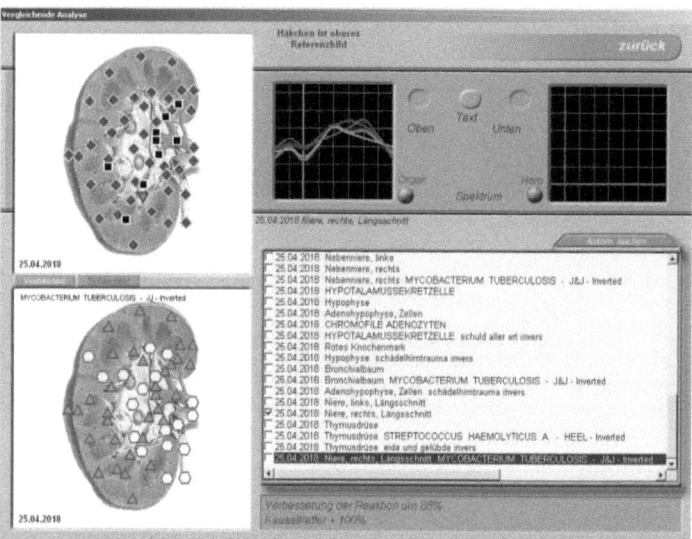

Abb. 8: Rechte Niere: Bei Invertierung von Mycobacterium tuberculosis zeigt sich eine Verbesserung des energetischen Befundes um 85%.

Bewertung: Es handelt sich um eine energetisch-informatorische Störung sowohl auf der Hypophyse als Folge eines Schädelhirntraumas als auch der Nebennieren auf Grund einer miasmatischen Belastung durch das Miasma von Mycobacterium tuberculosis. Damit ist zunächst nicht klar zu differenzieren, ob das Cushing Syndrom primär (von den Nebennieren ausgehend) oder sekundärer (von den Hypophyse ausgehend) Natur ist. Am Ende steht in beiden Fällen eine Überproduktion von Cortisol durch die Nebennieren mit der Entwicklung der beschriebenen Striae distensae an den Oberschenkeln. Das aurachirurgische Therapieziel ist zweigeteilt: Zum Einen die energetische Ausleitung des Schocks durch Schädelhirntrauma an der Hypophyse, am besten durch Einrühren der invertierten Information in Wasser und/oder Aufspielen auf Globuli, zum Anderen in der homöopathischen Ausleitung des Miasmas von Mycobacterium tuberculosis, um damit die Nebennieren zu entlasten. Und tatsächlich: In der Nachmessung nach zwei Monaten haben sich nicht nur die energetischen Störungen in der NLS-Analyse an den zuvor betroffenen Organen verringert, sondern auch die klinische Symptomatik geht zurück, das Kind kann sein Gewicht reduzieren und auch die Streifen an den Oberschenkeln verblassen zunehmend.

Stechen im Rücken

Anamnese: Der 56-jährige Patient beschreibt einen relativ exakt lokalisierbaren Druckschmerz im Bereich der Brustwirbelsäule, unter dem er seit vielen Jahre leide. Bisherige schulmedizinische Untersuchungen hätten kein Ergebnis gebracht, insbesondere habe er keine degenerativen Veränderungen an der Wirbelsäule und auch keine Bandscheibenprobleme, wie dies in der MRT-Untersuchung nachgewiesen werden konnte. Physiotherapie und Osteopathie hätten kurzzeitig eine Erleichterung gebracht, jedoch komme der Schmerz dann nach einigen Tagen wieder. Von der Qualität her sei der Schmerz stechend bis drückend, meist rechts, selten auch links neben der Wirbelsäule. Wenn der Patient sich bewege, lasse der Schmerz nach, allerdings nicht regelhaft.

Aurachirurgie: Nachdem stechende Schmerzen am Rücken zwischen den Schulterblättern in der Aurachirurgie an das karmische Muster der Pfählung denken lassen, wird auf diese karmische Belastung kinesiologisch getestet, allerdings ohne Erfolg. In der kinesiologischen Prüfung bleibt der Patient stabil stehen, auch gibt er auf Nachfrage an, noch nie unter Hämorrhoiden gelitten zu haben, was sonst üblicherweise ein typisches Symptom der karmischen Pfählung ist. Die Prüfung auf das karmische Muster der missglückten Flucht ergibt ein unauffälliges Ergebnis, was auch mit den morphologischen Untersuchungen der Schulmedizin korreliert, da der Patient keine degenerativen Veränderungen der Wirbelsäule aufweist. Auch die aurachirurgische Prüfung der Facettengelenke an einem Wirbelsäulenmodell wie auch die Punktion der Rückenmuskulatur anhand einer Abbildung im Anatomieatlas bleiben ohne Resonanz, was bedeutet, dass hier keine energetischen Defizite vorliegen. In der weiteren aurachirurgischen Untersuchung zeigt sich das karmische Muster der Medizinischen Versuche. Sowohl Nasentamponaden als auch eine Magensonde und eine Trachealkanüle können erfolgreich entfernt werden. Dies entspricht der klinischen Symptomatik des Patienten, der nicht nur unter jahrelangem Sodbrennen leidet, sondern auch erheblich schnarcht und eine eingeschränkte Nasenatmung hat. Bei der anschließenden Exploration von Leber und Galle, was zum Standard der aurachirurgischen Untersuchung bei Medizinischen Versuchen gehört, da Patienten mit dem karmischen Muster der Medizinischen Versuche oft durch die im Vorleben verabreichten Medikamente und Gifte entsprechende Belastungen aufweisen, zeigt sich in der aurachirurgischen Exploration eindrucksvoll eine Druckschmerzhaftigkeit an der Gallenblase. Sobald der Arzt mit der Zeigefingerspitze im Anatomieatlas auf die Abbildung der Gallenblase drückt, geht der Patient bei geschlossenen Augen in Resonanz und beschreibt einen Druckschmerz im rechten Oberbauch. Diese Prüfprozedur wird mehrmals wiederholt, um sicher zu stellen, dass es sich nicht um einen „eingebildeten" Effekt auf

Seiten des Patienten handelt. Aber die Resonanz bleibt zuverlässig: Sobald der Aurachirurg auf die Gallenblase drückt, gibt der Patient eine Empfindung an und geht somit in Resonanz, drückt der Arzt neben die Gallenblase, kommt keine Resonanz zustande. Gleichzeitig mit dem Schmerz im rechten Oberbauch lokalisiert der Patient zusätzlich noch einen Schmerz im Rücken im Bereich der Brustwirbelsäule, genau an der Stelle, die sonst auch schmerzt und weshalb er in die aurachirurgische Behandlung gekommen ist.

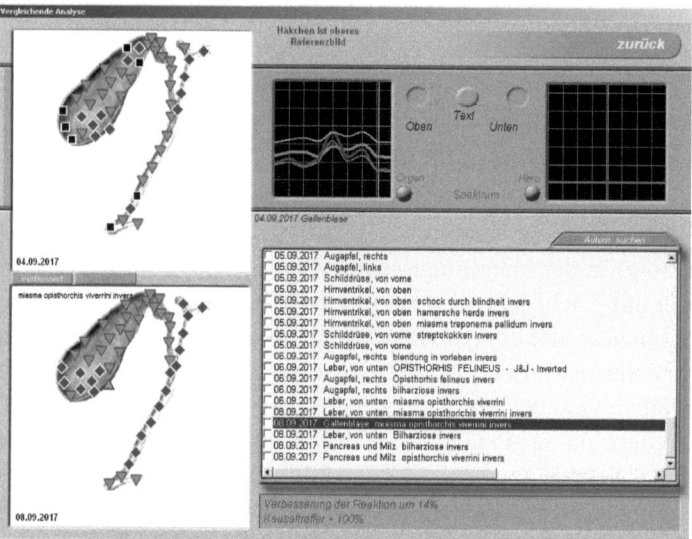

Abb. 9: Gallenblase: NLS-Analyse der Gallenblase zeigt eine energetische Störung.

Es folgt die aurachirurgische Behandlung durch Operation der Gallenblase nach den Prinzipien, wie sie im Lehrbuch der Aurachirurgie beschrieben sind. Unmittelbar nach Durchführung der Operation verschwindet die Resonanz auf der Gallenblase bei erneuter aurachirurgischer Prüfung und verringert sich der Schmerz im Rücken, um in den nächsten Tagen schließlich vollständig zu verschwinden.

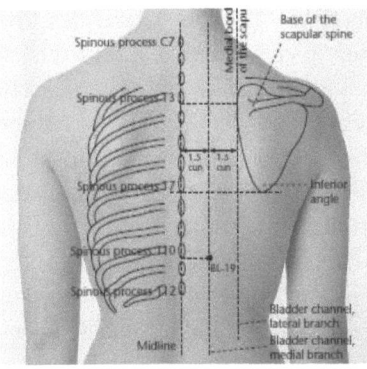

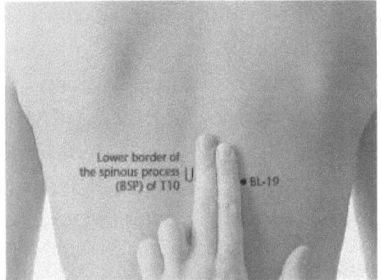

Abb. 10: *Der vom Patienten beschriebene Schmerzpunkt liegt auf dem Bl19-Punkt, dem Shu-Punkt der Gallenblase in der TCM, dem sog. Danshu.*

Bewertung: Der vorliegende Fall ist interessant, zumal klar wird, wie wichtig eine fundierte Kenntnis der TCM-Prinzipien für jeden Therapeuten ist. Ausgehend von einer Gallenblasenproblematik kommt es zu einer Projektion des Schmerzpunktes auf den Gallenblasen Shu-Punkt[3] (Danshu), der sich auf Höhe

---

[3] Jedem Organ bzw. jedem Meridian ist ein Punkt auf dem Blasenmeridian zugeordnet, sog. Zustimmungspunkte. Alle Zustimmungspunkte liegen auf der Rückseite des Körpers, auf dem inneren Ast des Blasen-Meridians (zwischen dem 3. Brustwirbel und dem 2. Sakralloch). Sie befinden sich 1,5 Cun (2 Querfinger) paramedian der Wirbelsäule, jeweils zwischen den Dornfortsätzen zweier benachbarter Wirbel. Nach traditioneller Vorstellung aktivieren die Shu Punkte Qi (Lebensenergie) und Xue (Blut) in den zugehörigen Organsysteme und funktionellen Bereichen – daher auch die Bezeichnung „Einflusspunkte". Sie dienen damit sowohl der Diagnose, als auch der Therapie. Auf Grund der engen Beziehung zum dazugehörigen Funktionskreis, sind diese Akupunkturpunkte bei Störungen der korrespondierenden inneren Organsysteme druckempfindlich und werden bei Erkrankungen derselben behandelt. Diese Rücken – Shu – Punkte werden vor allem bei chronischen Erkrankungen eingesetzt. Maciocia meint: Das eine chronische Erkrankung nicht behandelt werden kann ohne diese Punkte irgendwann während der Behandlung zu behandeln. Sie beeinflussen die Organe direkt und werden daher bei inneren Erkrankungen der Yin- und der Yang Organe verwendet. Sie wirken eher auf den Qi als auf den Yang – Aspekt des betreffenden Funktionskreises, stärken also das Qi.

von Brustwirbelkörper Th10 auf dem Blasenmeridian 1,5 Cun lateral des Processus spinosus befindet. Aurachirurgie fungiert hier sowohl diagnostisch als auch therapeutisch. Diagnostisch, indem sie aufdeckt, dass eine energetische Gallenblasenstörung als Ursache des Geschehens zugrunde liegt, eine Erkenntnis, die in den morphologischen Untersuchungen (Sonographie, Gastroskopie etc.) nicht ersichtlich geworden ist. Therapeutisch, indem die aurachirurgische Operation der Gallenblase das energetische Problem in der Tat löst, so dass in der Folge auch die Rückenschmerzen verschwinden. Ganz offensichtlich verliert die Gallenblase durch den aurachirurgischen Eingriff ihre energetische Störung, was sich dann in einem Nachlassen der energetischen Projektion auf den Shu-Punkt der Gallenblase am Blasenmeridian äußert. Dieser Sachverhalt erklärt auch, warum bisherige therapeutische Versuche in Form von Physiotherapie und Osteopathie keine nachhaltige Besserung gebracht haben. In der Folge kommen die Rückenschmerzen tatsächlich nicht mehr wieder, auch die Kopfschmerzen, unter denen der Patient auf Nachfrage auch immer wieder einmal litt, sind verschwunden. Letzteres ist ebenfalls der energetischen Situation der Gallenblase zuzuschreiben, zumal der Gallenblasenmeridian an der Kopfseite lokalisiert ist, was im Kapitel „Migräne" im Lehrbuch der Aurachirurgie näher erläutert wird.

Das gleiche Prinzip betrifft nicht nur die Gallenblase, sondern eine Vielzahl weiterer Organe und korrespondierender Shu-Punkte, die sich auf dem Blasenmeridian finden. Gerade bei umschriebenen stechenden Schmerzen am Rücken sollte der Aurachirurg in jedem Fall an entsprechende Shu-Punkte denken, die von den Organen dorthin ausstrahlen. Immer wenn die Prüfung auf das karmische Muster der missglückten Flucht einen negativen Befund zeigt und auch die aurachirurgische Prüfung von Wirbelsäule und Rückenmuskulatur keine Hinweise auf energetische Störungen ergibt, sollte der Aurachirurg prüfen, welcher Shu-Punkt an der schmerzhaften Stelle lokalisiert ist und ob das korrespondierende Organ in der NLS-Analyse eine energetische Schwäche aufweist. In diesem Fall ist dann anhand der Abbildung im Anatomieatlas zu prüfen, ob der Patient bei Druck auf das entsprechende Organ in Resonanz geht. Ist dies der Fall, ist der Beweis für den Zusammenhang erbracht und eine entsprechende Therapie sollte eingeleitet werden. Im Folgenden findet sich eine Aufstellung:

- Bl 13: Lunge auf Höhe von BWK 3
- Bl 14: Perikard auf Höhe von BWK 4
- Bl 15: Herz auf Höhe von BWK 5
- Bl 18: Leber auf Höhe von BWK 9
- Bl 20: Milz auf Höhe von BWK 11
- Bl 23: Niere auf Höhe von LWK 2

Findet sich ein Rückenschmerz auf Höhe von LWK 2, ohne dass irgendwelche karmischen Muster gefunden werden und ohne dass eine lokoregionale Resonanz auszulösen ist, so gilt es in der NLS-Analyse die Niere zu prüfen. Findet sich dort eine energetische Störung, z.B. durch die miasmatische Belastung durch Mycobacterium tuberculosis, so ist die Wahrscheinlichkeit groß, dass durch die homöopathische Ausleitung dieses Erregers nicht nur die energetische Störung der Niere verschwindet, sondern auch der dazu korrespondierende Rückenschmerz auf Höhe von LWK 2.

Schmerzen an der Fußsohle

Anamnese: Ein 51-jähriger Patient kommt in die Behandlung wegen stechender Schmerzen an der rechten Fußsohle, unter denen er seit jetzt 3 Jahren leidet. Der Schmerz sei sehr lokalisiert, ziemlich genau in der Mitte, und tue weh, wenn er längere Strecken zurücklege. Aber auch in der Früh beim Aufstehen habe er hin und wieder Schmerzen in der Fußsohle. Der Termin beim Orthopäden habe keine Auffälligkeiten ergeben, alles scheint in Ordnung zu sein. Auch habe er keine Verletzungen am linken Fuß erlitten, er könne sich da gar keinen Reim darauf machen. Er sei ansonsten gesund, habe keine Wirbelsäulen- oder Knieprobleme, auch der rechte Fuß sei unauffällig.

Aurachirurgie: Bei der aurachirurgischen Exploration zeigt sich ein unauffälliger Befund, insbesondere findet sich kein karmisches Muster der missglückten Flucht. In der lokalen Untersuchung am Fuß anhand einer Abbildung der anatomischen Verhältnisse im Anatomieatlas zeigt sich keine Resonanz. Die Muskeltriggerpunkte sind nicht schmerzhaft. Bei Druck auf den vom Patienten angegebenen Punkt an der Fußsohle gibt der Patient an, diesen als wiederum deutlichen Schmerz zu spüren. In der sich anschließenden NLS-Analyse finden sich energetische Belastungen, die letztlich zum Problem hinführen.

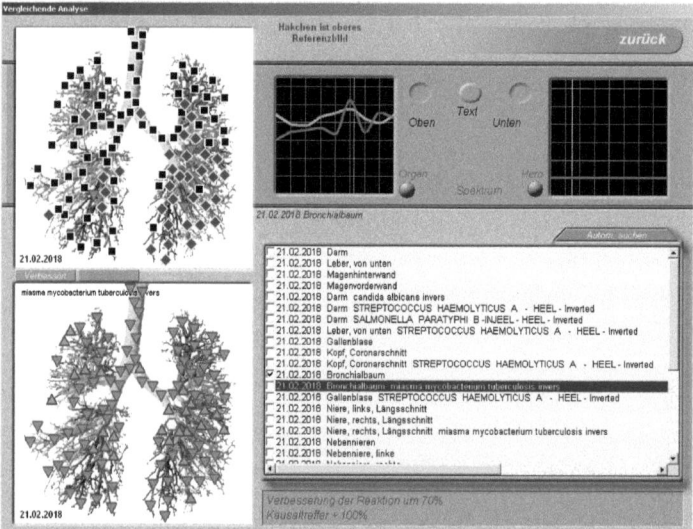

Abb. 11: *Bronchialsystem: Schwere energetische Störung, bei Invertierung von Miasma Mycobacterium tuberculosis zeigt sich eine Verbesserung des energetischen Befundes um 70 %. Interessanterweise hat der Patient keine pulmonalen Symptome, kein Asthma bronchiale oder wiederkehrende Bronchitiden.*

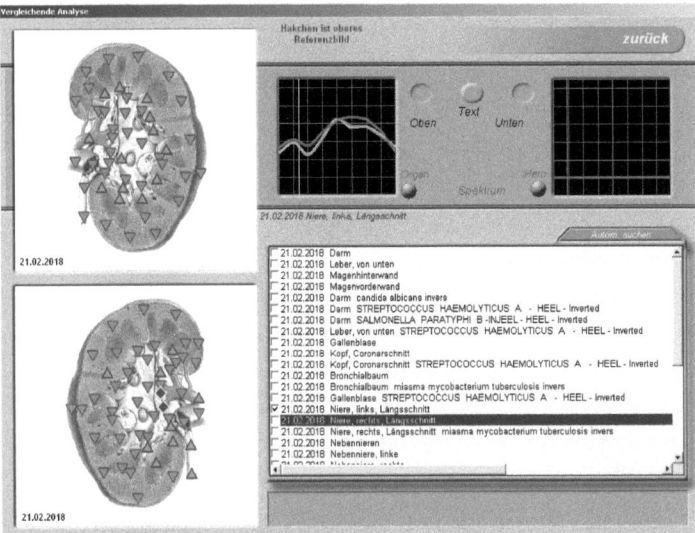

Abb. 12: *Auf beiden Nieren rechtsbetont findet sich eine energetische Schwäche, wenn auch nicht sonderlich stark ausgeprägt.*

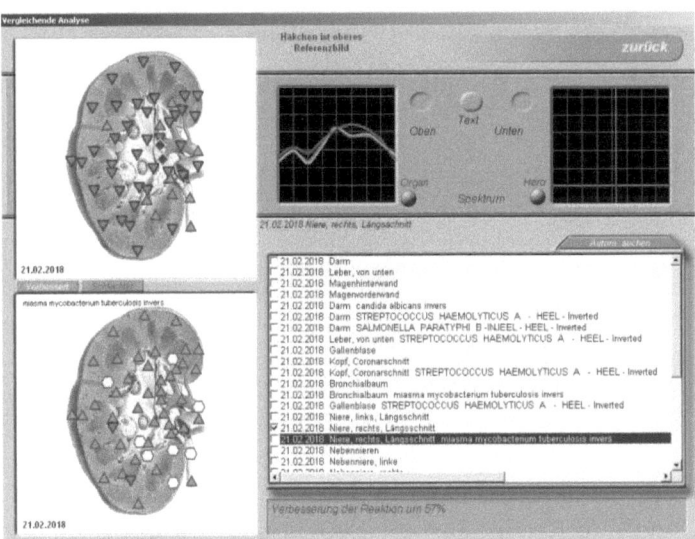

Abb. 13: *Bei Invertierung des Miasma von Mycobacterium tuberculosis auf der rechten Niere zeigt sich eine überraschend deutliche Verbesserung des energetischen Befundes um 57%. Diese Deutlichkeit überrascht, zeigt aber, dass nicht der Ausgangsbefund per se, sondern nur die Differenz zwischen Ausgangsbefund und invertiertem Zweitbefund eine schlüssige Aussage zulässt.*

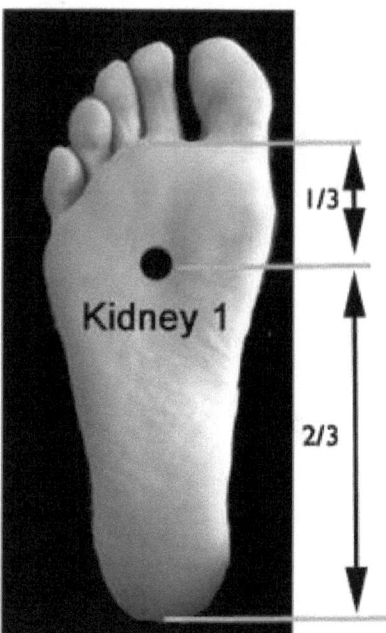

Abb. 14: Der vom Patienten beschriebene Druckschmerz ist der Punkt Niere 1 des Nierenmeridians, der auf Grund der energetischen Nierenschwäche schmerzt. Die energetische Nierenschwäche zeigt sich in der NLS-Analyse, bedingt durch die miasmatische Belastung durch Mycobacterium tuberculosis. Bemerkenswerterweise sind die laborchemischen Nierenparameter bei diesem Patienten normal, d.h. es findet sich keine Erhöhung der Blutwerte für Kreatinin oder Harnstoff.

Bewertung: Ein sehr beeindruckender Fall: Nach homöopathischer Ausleitungsbehandlung von Mycobacterium tuberculosis verbessert sich nicht nur der energetische Befund in der NLS-Analyse, sondern auch die klinische Symptomatik am Fuß. Der Akupunkturpunkt Niere 1 wird in der TCM bei Unruhezuständen, Schlaflosigkeit, Scheitelkopfschmerz, Migräne, Schwindel, Schock, Nasenbluten, Menstruationsstörungen und bei Sterilität verwendet. Die dem Element „Wasser" zugehörige Niere hat als Emotion die „Angst", weshalb bei solchen Patienten häufig auch Angst und damit verbundene Schlaflosigkeit eine große Rolle spielen. Interessant ist, dass durch die energetisch-informatorische Analyse mittels der nicht-linearen Systeme auf eine entsprechende Kausalität in Form der miasmatischen Belastung durch Mycobacterium tuberculosis geschlossen werden kann. Diese energetische Störung durch Mycobacterium tuberculosis ist epigenetisch vererbbar, wie dies aus aurachirurgischer Erfahrung bekannt ist.

Doppelniere

Anamnese: 62-jährige Patientin stellt sich zu einer aurachirurgischen Routine-prüfung vor, ohne einen aktuellen Anlass oder Beschwerden.

Aurachirurgie: Bei der aurachirurgischen Exploration zeigt sich das karmische Muster der medizinischen Versuche in Form von Kanülen im Ellenbogenbereich beidseits, rechts sogar in Kombination mit einem Stauschlauch, so dass die Resonanz erst nach Durchschneiden des Schlauches verschwindet. Die Patientin berichtet über ihre große Angst vor Ärzten und Spritzen, was bei Personen mit der karmischen Belastung der Medizinischen Versuche typisch ist. Zusätzlich findet sich das karmische Muster der Schwarzen Magie in deutlicher Form.

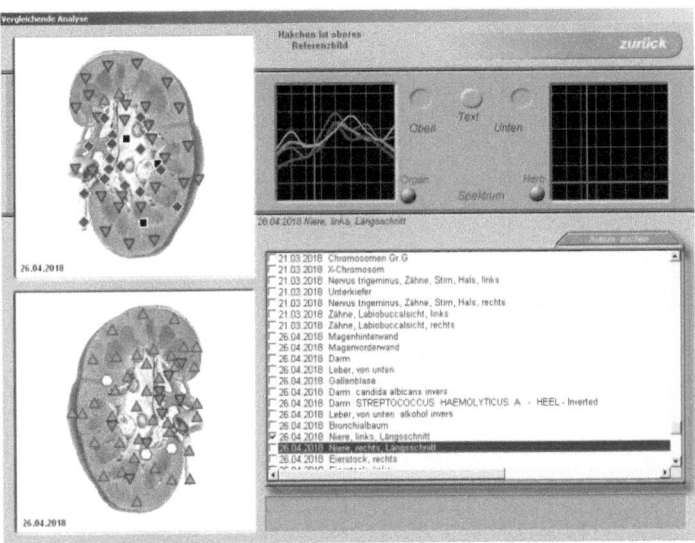

Abb. 15: *Niere links und rechts mit deutlicher Seitendifferenz. Während die rechte Niere einen energetischen Normalbefund aufweist, zeigt die linke Niere eine erhebliche energetische Störung. Eine solche Seitendifferenz findet sich z.B. bei Crush-Nieren in Folge von Stürzen, wenn die Person auf die Niere fällt und diese infolge des mechanischen Schadens unter Umständen sogar den Dienst einstellt, so dass sie operativ entfernt werden muss. Gerade bei Crush-Nieren erweist sich die Aurachirurgie als wirkungsvolle Maßnahme zur energetischen Regeneration, so dass auf eine operative Entfernung der Niere unter Umständen verzichtet werden kann.*

Auf einen möglichen Sturz auf die linke Seite angesprochen berichtet die Patientin, dass sie vor vielen Jahren einmal bewusstlos geworden sei, aber ohne einen Sturz, sondern sie habe sich nur den Kopf leicht angeschlagen. Insofern scheidet eine traumatische Nierenschädigung wohl aus. Die Patientin berichtet von einer Nierenbeckenentzündung links vor vielen Jahren, damals sei in der Ultraschalluntersuchung eine Doppelniere[4] auf der linken Seite diagnostiziert worden. Dies sei damals ein Zufallsbefund gewesen, der sie überrascht habe, zumal sie bislang noch nie Probleme mit den Nieren gehabt hätte. Der Blutdruck sei normal.

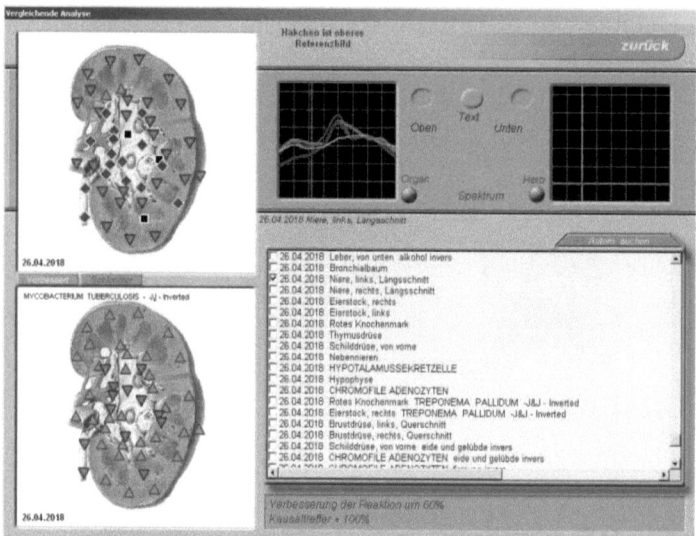

Abb. 16: *Niere links, bei Invertierung von Mycobacterium tuberculosis zeigt sich eine Verbesserung des energetischen Befundes um 60%. Dieser Befund überrascht, zumal bei miasmatischer Belastung durch Bakterien typischerweise immer beide Nieren gleichermaßen betroffen sind und sich der Befund nur selten auf eine Seite beschränkt. Gleichzeitig passt die einseitige energetische Störung aber gut zu der Doppelniere auf der linken Seite.*

In der aurachirurgischen Untersuchung der linken Niere über den Anatomieatlas zeigt sich keine Resonanz bei Druck auf die Niere in der Prüfung, entsprechend ist davon auszugehen, dass die Doppelniere funktionstüchtig ist und keiner Be-

---

[4] Morphologisch findet man nicht zwei vollständig getrennte Nieren, sondern eine verlängerte Niere mit 2 Nierenkelchsystemen. Bei vollständiger Duplikatur sieht man 2 getrennte Harnleiter (Ureter duplex), die einzeln in die Harnblase münden. Bei einer inkompletten Duplikatur findet man einen Ureter fissus oder - als noch geringer ausgeprägte Duplikatur - am Nierenhilus ein zweiteiliges Nierenbeckenkelchsystem. Doppelnieren sind in der Regel asymptomatisch und fallen häufig erst als Zufallsbefunde bei der Sonographie auf. Sie können aber auch mit einem erhöhten Risiko für Harnwegsinfekte verbunden sein.

handlung bedarf. Das entspricht auch den laborchemischen Erkenntnissen, die Nierenwerte Kreatinin und Harnstoff befanden sich immer im Normbereich. Beim Druck auf den Akupunkturpunkt Niere 1 an der Fußsohle zeigt sich links eine geringe Druckschmerzhaftigkeit, auf der rechten Seite kein Schmerz. Dies entspricht wiederum dem NLS-Analysebefund einer energetischen Schwäche der linken Niere.

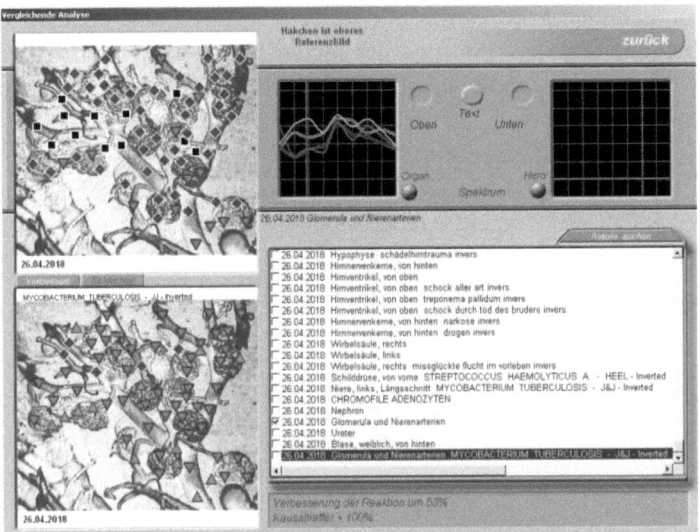

Abb. 17: *Glomerula und Nierenarterien: Deutliche energetische Störung, bei Invertierung von Mycobacterium tuberculosis zeigt sich eine Verbesserung des energetischen Befundes um 53% bei einer Kausaltrefferquote von 100%.*

Bewertung: Ein sehr beeindruckender Zufallsbefund, der sich nicht nur vor vielen Jahren in der sonographischen Untersuchung durch den Nephrologen zeigt, sondern jetzt auch in der NLS-Analyse im Rahmen der aurachirurgischen Routineuntersuchung. Während in der schulmedizinischen Untersuchung die Doppelniere als eine anatomische Anomalie diagnostiziert wird, ohne Hinweis auf ein Zustandekommen, gibt es in der Aurachirurgie klare Verbindungen zu miasmatischen Belastungen durch Mikroorganismen wie z.B. im vorliegenden Fall die Tuberkulose, aber auch wohl zusätzlich zu karmischen Belastungen durch die Schwarze Magie, wie im vorliegenden Fall. Letztlich ist es wohl eine Kumulation von energetisch-informatorischen Störimpulsen, die zu der Nierendoppelung geführt haben. Das bedeutet: Einzelne Störungen werden noch gut kompensiert, erst die Kumulation führt zu morphologischen Anomalien. Das gleiche gilt für andere Nierenanomalien wie nicht angelegte Niere, Zystennieren etc. Auch hier findet sich in der NLS-Analyse eine energetisch-informatorische

Störung, die durch Invertierung von z.B. Mycobacterium tuberculosis prompt verschwindet. Wird die miasmatische Belastung durch Invertierung der Information ausgeleitet, so verbessert sich nicht nur der energetische Befund, sondern in vielen Fällen auch die Ausscheidungsfunktion der Niere, vorausgesetzt, dass die Funktion zuvor eingeschränkt war. In vielen Fällen handelt es sich jedoch im eine asymptomatische Störung bei normalen Nierenparametern, wie in der aktuellen Casuistik. Dass die Störung tatsächlich asymptomatisch und ohne Erhöhung der nierenpflichtigen Substanzen im Blut einhergeht, könnte angesichts der doch deutlichen energetischen Störung der linken Niere verwundern, wird aber wohl durch die funktionstüchtige rechte Niere vollständig kompensiert. Dieser Fall demonstriert wiederum eindrucksvoll die Überlegenheit des Geistes über die Materie, indem die energetisch-informatorischen Impulse von Mikroorganismus die morphologische Ausprägung von Organstrukturen beeinflussen und, wie im aktuellen Fall, wohl zu einer Doppelung der Niere führen.

Unreine Haut

Anamnese: Patient aus Iran, 32 Jahre alt, wird in Abwesenheit untersucht wegen einer schweren Akne inversa[5], deretwegen er aktuell im Krankenhaus liegt. Nach fremdanamnestischen Angaben leidet an der Hauterkrankung seit über 10 Jahren, insbesondere in den Hautfalten (inguinal, axillär, perianal) finden sich große entzündliche Areale mit Abszessen, die sich teilweise spontan entleeren und dabei große Mengen stinkenden Eiters freisetzen. Zahlreiche Therapien sind dem während der letzten Jahre vorausgegangen: Mehrere antibiotische Behandlungen mit Clindamycin und Rifampicin, operative Abszessexzisionen, allesamt ohne nachhaltigen Effekt. Auch mehrere Behandlungsversuche mit Retinoiden (Vitamin A Säure) haben nur zu einer kurzzeitigen Verbesserung der Symptomatik beigetragen. Der Patient befindet sich derzeit im Krankenhaus, um ein Lappentransplantat im Rahmen einer plastisch-rekonstruktiven Operation zur Deckung der operativ entfernten Hautpartien in der Axilla zu erhalten.

Aurachirurgie: Nachdem kein persönlicher Kontakt zum Patienten besteht, kann keine aurachirurgische Exploration von karmischen Mustern durchgeführt werden.

---

[5] Die Acne inversa ist eine chronische Hauterkrankung, der eine Entzündung der Talgdrüsen und äußeren Wurzelscheiden der Terminalhaarfollikel zugrunde liegt. Die Acne inversa betrifft beide Geschlechter, wobei sie bei Männern häufiger perianal sowie perigenital auftritt, bei Frauen eher axillär. Die Erstmanifestation der Erkrankung kann von der Pubertät an bis ins hohe Alter erfolgen. Das Haupterkrankungsalter liegt zwischen dem 20. und 30. Lebensjahr. Frauen sind etwas häufiger betroffen. Ausgehend von einer Verhornungsstörung kommt es zur Anhäufung und Retention von Hornmaterial im Ausführungskanal der Talgdrüsen und im Bereich der Haarwurzel. Das Hornmaterial wird bakteriell besiedelt, was eine Entzündung der Talgdrüse und Haarwurzel mit eitriger Einschmelzung ihres Inhalts nach sich zieht. Von hier aus kann sich die Entzündung im Gewebe ausbreiten und dabei benachbarte Schweißdrüsen einbeziehen. Dabei entstehen schmerzhafte Abszesse und Ulzerationen, die im späteren Verlauf eine Fistelbildung in Gang setzen. Die bakterielle Infektion ist jedoch nicht auslösend, sondern sekundär. Ausschlaggebend für die Bevorzugung bestimmter Körperpartien (Perianalregion, Achseln) sind wahrscheinlich die günstigen Wachstumsbedingungen für Bakterien. Dazu zählen Faktoren wie hohe Hautfeuchtigkeit und -temperatur, sowie ein eher alkalischer pH-Wert der Haut. Es kommt zu rezidivierenden Abszessen mit abgekapselten Eiteransammlungen und Fistelbildung, die einzeln oder multipel an verschiedenen Stellen auftreten. Auf manuellen Druck kann sich Talg, Eiter oder übelriechendes Sekret entleeren. Bei Einschwemmung von Bakterien aus den Entzündungsherden in venöse Blutgefäße besteht die Gefahr einer Sepsis mit Erregerausbreitung in andere Körperregionen. Die Auswirkungen der Erkrankung wie beispielsweise Schmerzen, Bewegungseinschränkungen oder auch psychische Instabilität können die Teilhabe am Leben der Gesellschaft beeinträchtigen und zu einer Anerkennung einer sozialrechtlich anerkannten Behinderung führen. Die Erkrankten leiden durch die Auswirkungen der Erkrankung in allen psychosozialen Bereichen, wie beispielsweise Stigmatisierung, hohe Fehlzeiten oder auch Partnerschaftsproblemen, häufig an Depressionen. Die Lebensqualität ist im Vergleich zu anderen Dermatosen bei Acne-inversa-Betroffenen am niedrigsten

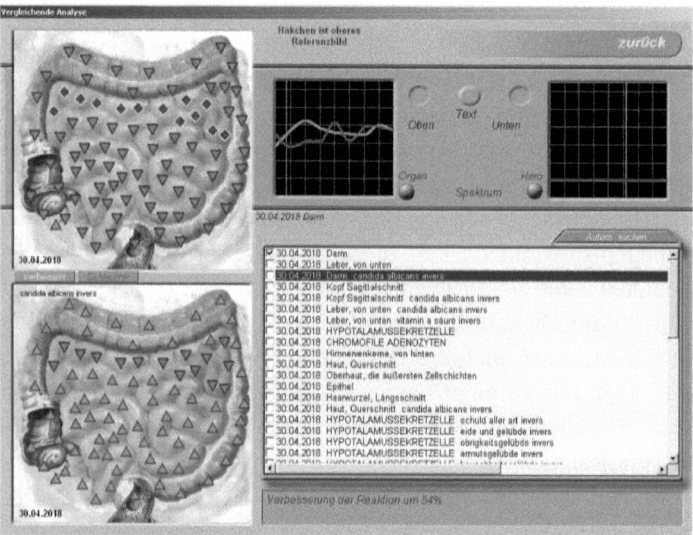

Abb. 18: *Darm: Schwere energetische Störung, bei Invertierung von Candida albicans kommt es zu einer Verbesserung des energetischen Befundes um 54%. Es besteht somit eine schwere Candidabelastung des Darms.*

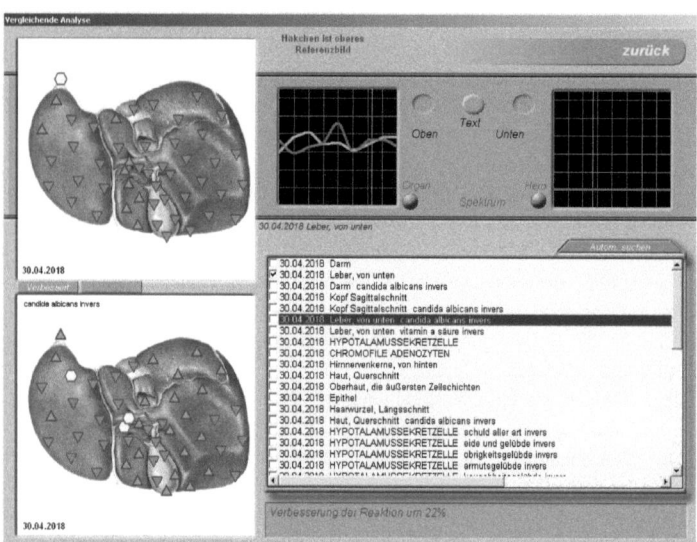

Abb. 19: *Leber: Die Darmstörung wirkt sich energetisch auf die Leber aus, bei Invertierung von Candida albicans kommt es zu einer Verbesserung des energetischen Befundes um 22%, es bleibt aber noch eine deutliche Restbelastung übrig.*

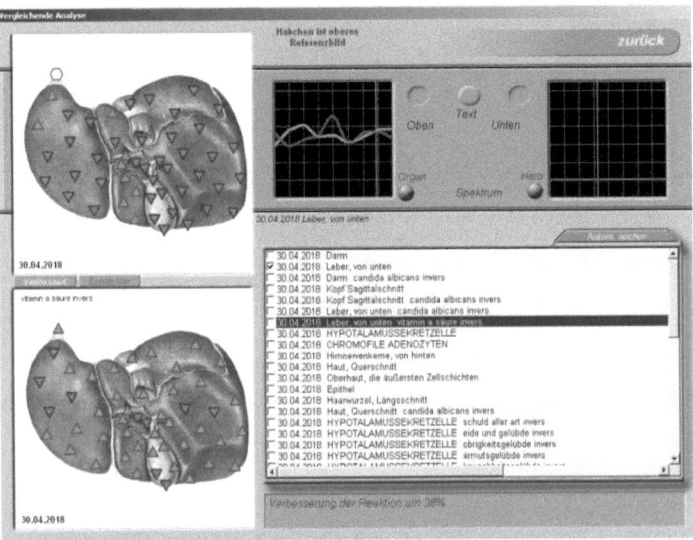

Abb. 20: *Leber: Bei Invertierung von Vitamin A Säure[6] kommt es zu einer Verbesserung des energetischen Befundes um 38%. Dies zeigt die hohe Leberbelastung, die durch dieses Medikament ausgelöst wird. Nach fremdanamnestischen Angaben wurden entsprechende Behandlungen mehrfach durchgeführt.*

---

[6] Isotretinoin ist ein Arzneistoff, der bei der Therapie der Akne eingesetzt wird. Isotretinoin tritt mit intrazellulären Retinoidrezeptoren in Wechselwirkung. Die Bindung an den Rezeptor ist relativ schwach. Es gibt Hinweise darauf, dass Isotretinoin teilweise in Tretinoin umgesetzt wird, welches eine stärkere Affinität zu Retinoidrezeptoren aufweist. Es stimuliert die Mitoseaktivität der Keratinozyten und hemmt gleichzeitig die Produktion von Keratin. Im Effekt ergibt sich dadurch eine Parakeratose mit Verdünnung der Hornschicht (Stratum corneum). Hornhautablagerungen in Follikelkanälen (ein Faktor der Komedogenese) werden reduziert. Isotretinoin wird vor allem zur Therapie von Acne vulgaris, aber auch bei Rosazea und aktinischer Keratose eingesetzt. Zur topischen Anwendung kann Isotretinoin in Form einer 0,05%igen Salbe appliziert werden. Isotretinoin weist besonders bei systemischer Anwendung ein starkes Nebenwirkungspotential auf und sollte daher nur in begründeten Fällen, bei denen topische Arzneimittel nicht ausreichend wirksam sind, angewandt werden. Es ist teratogen und kann zu einer Retinoid-Embryopathie führen. Daher darf es nicht während der Schwangerschaft angewandt werden. Vor Beginn einer systemischen Therapie mit Isotretinoin bei Frauen im gebährfähigem Alter muss eine Schwangerschaft ausgeschlossen werden. Während der Therapie müssen ausreichende Maßnahmen zur Empfängnisverhütung getroffen werden. Zusätzlich sollte man alle vier Wochen einen Schwangerschaftstest durchführen. Isotretinoin kann, besonders bei systemischer Anwendung, zu teilweise starken Nebenwirkungen führen. Folgende unerwünschte Effekte können auftreten: Bei lokaler Applikation: Reizungen, Erythem, lokale Entzündungen, lokaler Schmerz, Pruritus, trockene Haut, Hautschuppungen und –schälungen, bei systemischer Applikation: Wie bei lokaler Applikation. Zusätzlich Haarausfall, Konjunktivitis, trockene Rhinitis, trockene Mund- und Rachenschleimhaut, Kopfschmerzen, Leberinsuffizienz, Störungen des Fettstoffwechsels, Hyperglykämie (bei bestehendem Diabetes mellitus)

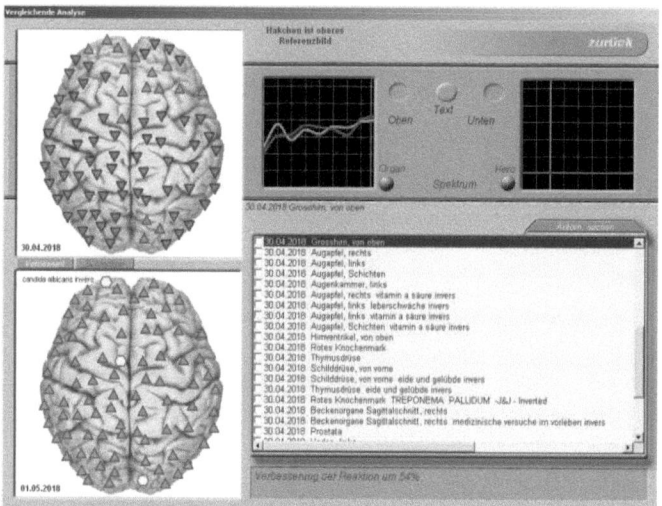

Abb. 21: *Großhirn: Energetische Schwäche, bedingt durch die Leberstörung. Bei Invertierung von Candida albicans kommt es zu einer Verbesserung des energetischen Befundes um 54%.*

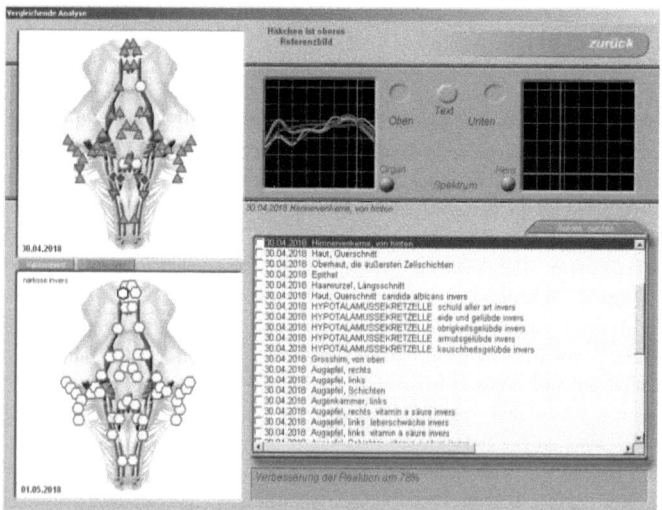

Abb. 22: *Hirnnervenkerne von hinten: Es zeigt sich eine energetische Belastung, die sich bei Invertierung von Narkose um sage und schreibe 78% verbessert. Ganz offensichtlich hat der Patient durch die zahlreichen Vollnarkosen, die zu Abszessinzisionen durchgeführt wurden, schwere energetische Belastungen erlitten, die man in der NLS-Analyse typischerweise am Hirnstamm sehen kann.*

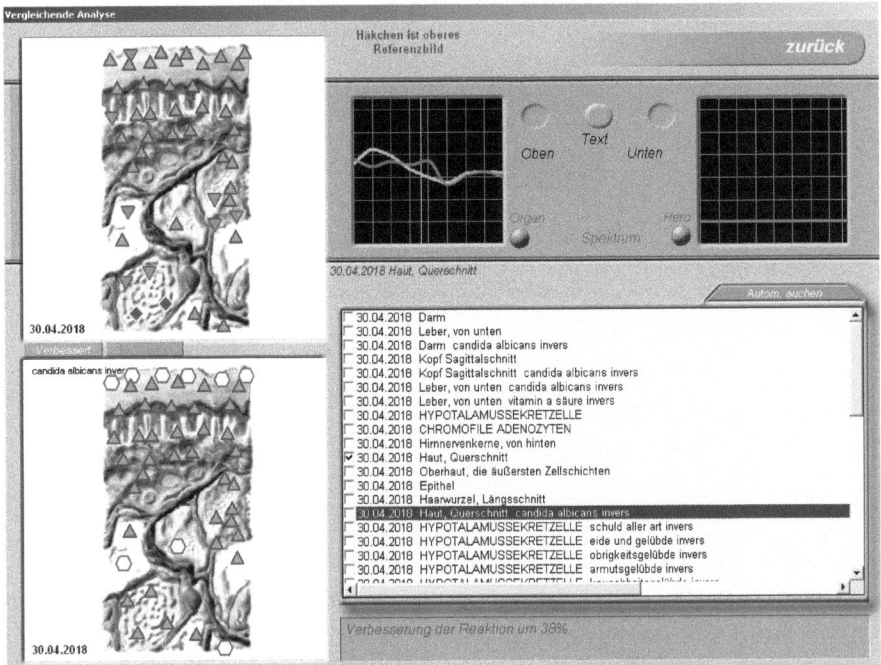

Abb. 23: *Haut Querschnitt: Energetische Belastung der Schweißdrüsen, was sich eindrucksvoll als isolierte Störung in Form von dunklen Markierungen (im oberen Bild links unten in Form der dunklen Rauten) offenbart, während die restlichen Hautstrukturen nicht betroffen sind. Das ist insofern auch interessant, als die Akne inversa auch als Hidradenitis suppurativa bezeichnet wird, d.h. eine eitrige Entzündung der apokrinen Schweißdrüsen. Viele Autoren bezweifeln diese Annahme, dass es sich dabei um eine isolierte Entzündung der Schweißdrüsen handle, jedoch zeigt die NLS-Analyse in der Tat einen solchen Befund an: Schwerpunktmäßig sind die Schweißdrüsen und das unmittelbar umgebende Gewebe betroffen. Bei Invertierung von Candida albicans kommt es zu einer Verbesserung des energetischen Befundes um 38%. Das bedeutet, dass ganz offensichtlich die zugrunde liegende Darmbelastung durch Candida albicans mit Störung des Mikrobioms die Akne inversa triggert. Bei Inspektion der Zunge zeigt sich ein deutlicher Zungenbelag, gelb-weißlich und dick v.a. im hinteren Bereich der Zunge. Dieser Befund zeigt sich auch in der NLS-Analyse im Kopf Sagittalschnitt, wie auf der folgenden Abbildung zu erkennen ist.*

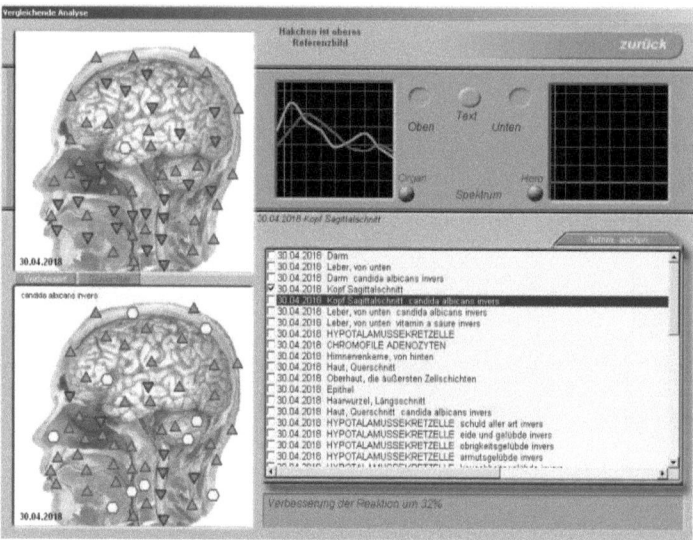

Abb. 24: *Kopf Sagittalschnitt: Energetische Belastung in der Mundhöhle, die klinische als belegte Zunge imponiert. Bei Invertierung von Candida albicans verschwinden alle Belastungen, es kommt zu einer Verbesserung des energetischen Befundes um 32%.*

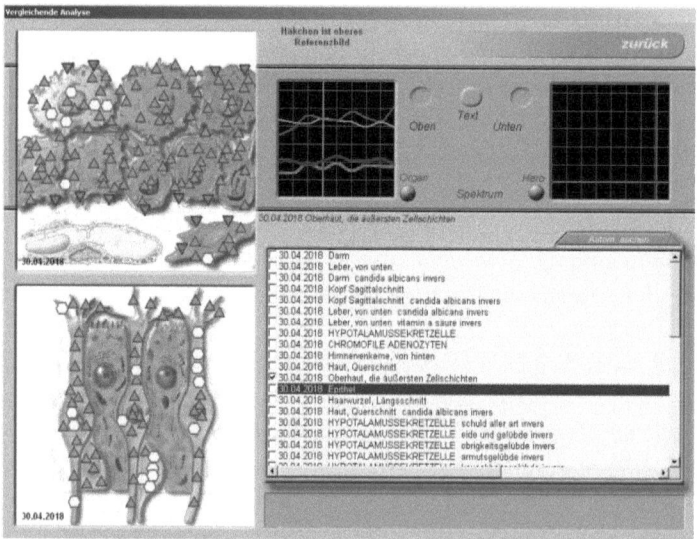

Abb. 25: *Oberhaut und Epithel: Interessanterweise zeigt sich hier nur eine diskrete energetische Belastung, was darauf hindeutet, dass die Akne inversa insbesondere in den tiefen Hautarealen lokalisiert ist, die man hier nicht sieht.*

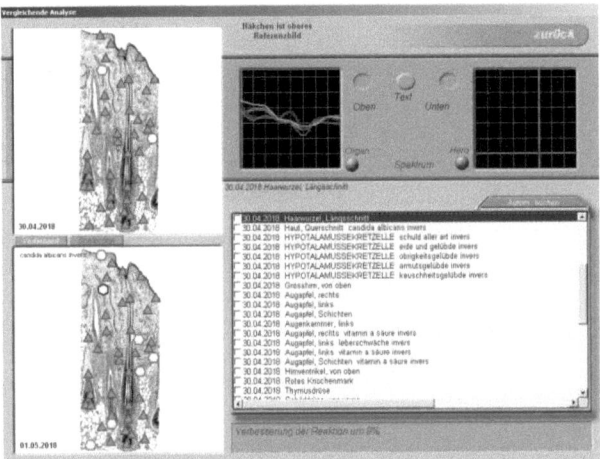

Abb. 26: *Haarwurzel Längsschnitt: Interessanterweise zeigt sich hier keine energetische Belastung, die sich bei Invertierung von Candida albicans auch nicht nennenswert verbessert, nämlich um nur 9%. Das entspricht der oben beschriebenen Situation, dass es sich bei der Akne inversa um eine Erkrankung nicht primär der Talgdrüsen, sondern vielmehr der Schweißdrüsen handelt..*

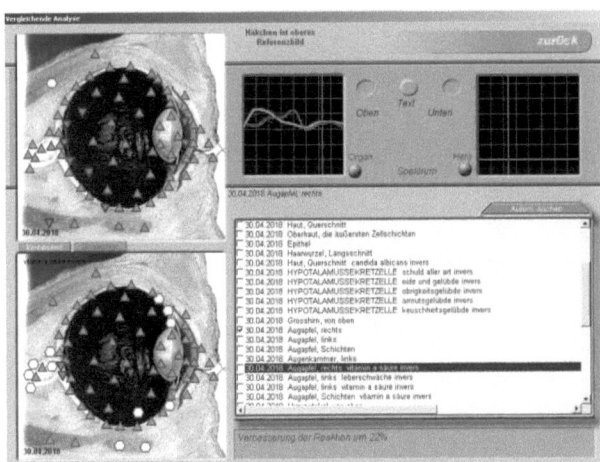

Abb. 27: *Auge rechts: Energetische Belastung, die bei Invertierung von Candida albicans um 22% reduziert wird. Das Pathomechanismus ist klar: Laut TCM gehören Leber und Auge im Element Holz energetisch zusammen, so dass eine Leberschwäche zu einer energetischen Augenschwäche führt. Somit schwächt der Darm die Leber, die Leber die Augen. Das Grundproblem ist der Candida Pilz im Darm.*

Halsschmerzen

Anamnese: 23-jährige Patientin wurde vor einem Jahr wegen eines Eagle-Syndroms[9] operiert. Dabei wurde der Processus styloideus[10] reseziert und eine sog. Reduktionsplastik eingesetzt. Vorausgegangen war eine umfangreiche Weisheitszahnoperation vor zwei Jahren, die wohl der Auslöser für das Eagle-Syndrom gewesen sein dürfte (siehe Erläuterung unten). Entsprechend beschreibt die Patientin, dass sie nach der Weisheitszahnoperation eine Art Kiefersperre gehabt habe mit fürchterlichen Schmerzen und Verkrampfungen im Halsbereich. Nach Wochen habe sich diese Symptomatik dann langsam erholt. Als sie dann als Studentin Vorträge halten muss und auch zu singen beginnt, versagt ihr die Stimme. Sie bekommt eine Kehlkopfentzündung und sucht daraufhin einen HNO-Facharzt auf, der das Eagle-Syndrom diagnostiziert und die Operationsindikation stellt. Leider habe die Operation nichts gebracht, was die Stimmbildung betrifft, vielmehr sind die Schmerzen im Hals noch deutlich stärker ge-

---

[9] Das Eagle-Syndrom (auch Stylohyoid-Syndrom oder Stylo-kerato-hyoidales Syndrom) wird verursacht durch einen zu langen (> 30 mm) Griffelfortsatz (Processus styloideus) oder durch Kalzifizierung des Ligamentum stylohyoideum. Beim Processus styloideus handelt es sich um einen knöchernen Fortsatz des Schläfenbeines (Os temporale) an der Schädelbasis, der sich ähnlich der Form eines Griffels nach unten erstreckt und in das Ligamentum stylohyoideum übergeht. Dieses Band aus Bindegewebe wiederum endet am Zungenbein (Os hyoideum) und dient dessen Aufhängung. Das Syndrom wurde erstmals 1937 von dem US-amerikanischen HNO-Arzt Watt Weems Eagle (* 1898) beschrieben. Bei ca. 4 - 7% der Bevölkerung ist der Processus styloideus ossis temporalis verlängert, ca. 4-10,3 % davon haben Symptome eines Eagle-Syndroms. Die Häufigkeit der Ossifikation der Styloidkette (Processus styloideus des Os temporale, Ligamentum stylohyoideum und Cornu minus des Os hyoideum) variiert zwischen 4 und 30%. Das Syndrom wird oftmals übersehen. Mögliche Symptome sind: Unklare Halsschmerzen, Fremdkörpergefühl (Globussyndrom), Schmerzen im Rachen, Benommenheit, Tinnitus, Palpationsschmerz in der Fossa tonsillaris, Schwindel, Beschwerden mit oder ohne Schmerzen beim Schlucken (Dysphagie/Odynophagie), Schmerzen bei Bewegung des Kopfes/Halses, atypischer Gesichtsschmerz. Die Symptome können verursacht werden durch Druck auf Nerven und Nervenäste (Nervus glossopharyngeus, Nervus vagus, Nervus trigeminus), Einklemmung der Halsgefäße (Arteria carotis communis, Vena jugularis), Irritationen der sympathischen Nerven der arteriellen Scheiden, degenerative Veränderungen des verkalkten-verknöcherten Bandes am Proc. styloideus oder durch rheumatischen Befall (rheumatoide Arthritis). Weiters wurden Dissektionen der A. carotis und transitorische ischämische Attacken beobachtet. Betroffen sind vor allem Frauen mit einem Verhältnis von 3:1 im Alter von 30 bis 40 Jahren. Die Ursache und die Entstehung der Erkrankung ist unklar. Diskutiert werden ein vorangegangenes Trauma, z. B. auch im Rahmen einer Entfernung der Mandeln (Tonsillektomie), eine angeborene Fehlbildung und eine Verknöcherung des Ligamentum stylohyoideum.

[10] Processus styloideus ossis temporalis an der Pars petrosa des Schläfenbeins (Fossa retromandibularis): Er geht über in das Ligamentum stylohyoideum. Dieses Band aus Bindegewebe wiederum endet am Zungenbein (Os hyoideum) und dient dessen Aufhängung. Ein überlanger Processus styloideus führt zum sogenannten Eagle-Syndrom (Stylohyoid-Syndrom).

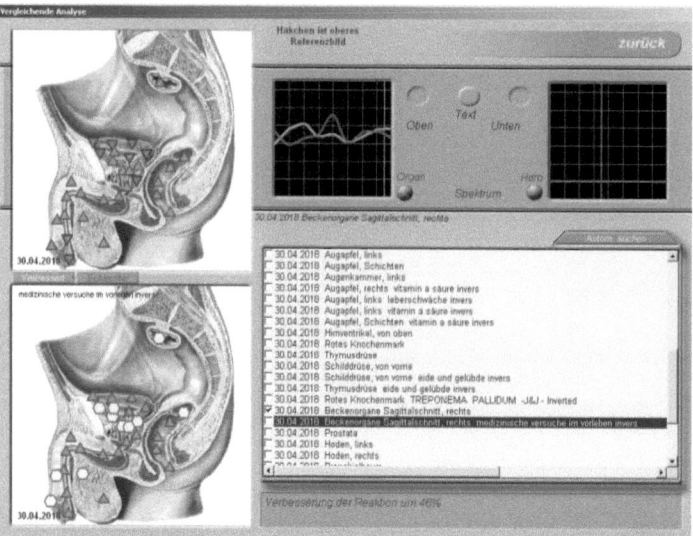

Abb. 28: *Beckenorgane Sagittalschnitt: Hier zeigt sich das karmische Muster der Medizinischen Versuche, bei Invertierung von Medizinische Versuche im Vorleben kommt es zu einer Verbesserung des energetischen Befundes um 46%. Eine aurachirurgische Behandlung ist leider nicht möglich.*

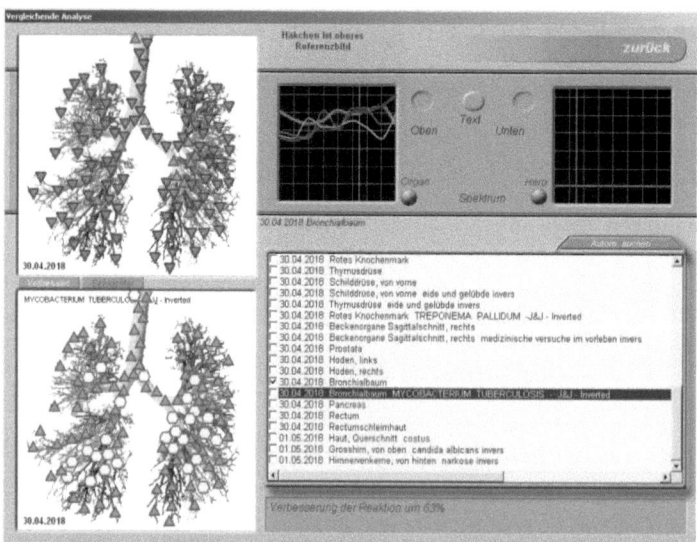

Abb. 29: *Bronchialbaum: Deutliche energetische Störung, bei Invertierung von Mycobacterium tuberculosis kommt es zu einer Verbesserung des energetischen Befundes um 63%.*

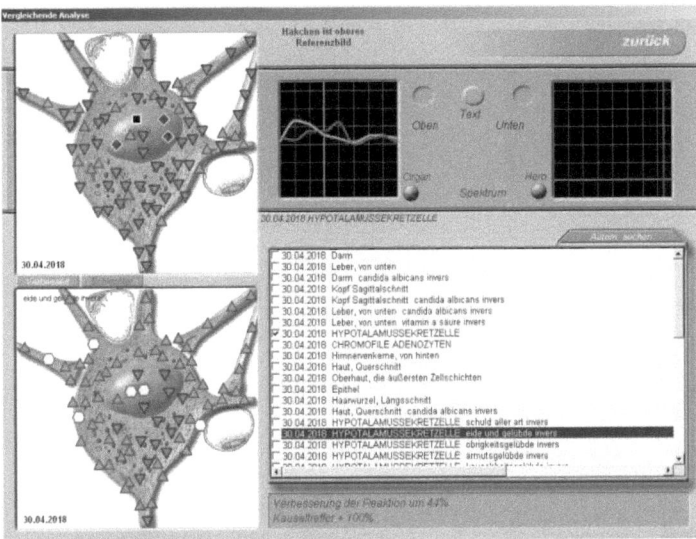

Abb. 30: *Hypothalamussekretzelle: Energetische Belastung, bei Invertierung von Schuld aller Art kommt es zu keiner Verbesserung, bei Invertierung von Eide und Gelübde zeigt sich eine Verbesserung des energetischen Befundes um 44%.*

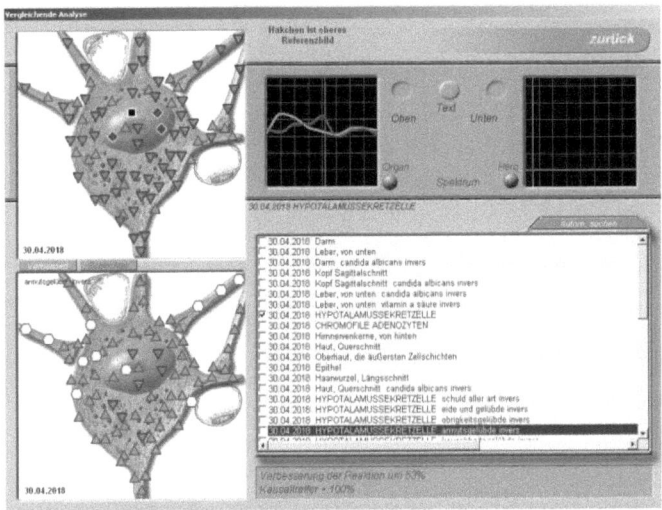

Abb. 31: *Hypothalamussekretzelle: Bei Invertierung von Armutsgelübde zeigt sich eine Verbesserung des energetischen Befundes um 53%. Somit liegt eine deutliche seelische Belastung zugrunde, die das Krankheitsbild ungünstig beeinflusst.*

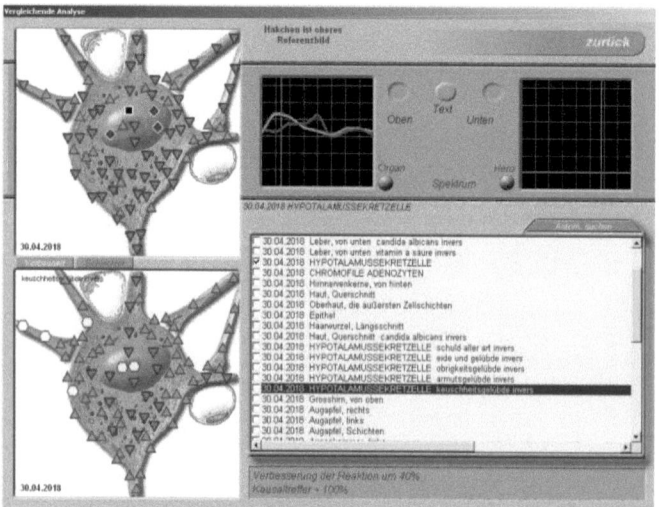

Abb. 32: *Hypothalamussekretzelle: Bei Invertierung von Keuschheitsgelübde zeigt sich eine Verbesserung des energetischen Befundes um 40%. Die aurachirurgische Hypothese lautet: Das Keuschheitsgelübde induziert die Akne inversa und macht den Patienten für mögliche Partner unattraktiv.*

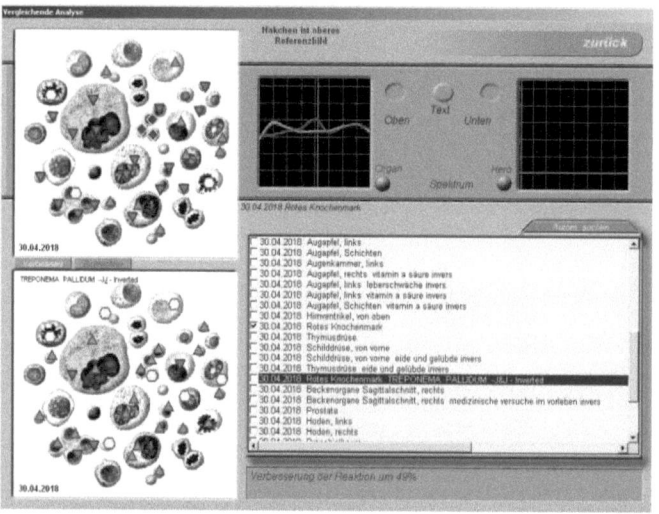

Abb. 33: *Rotes Knochenmark: Energetische Belastung, bei Invertierung von Miasma Treponema pallidum zeigt sich eine Verbesserung des energetischen Befundes um 49%. Ganz offensichtlich liegt ein Selbstzerstörungsprogramm zugrunde, das den Krankheitsverlauf ungünstig beeinflusst.*

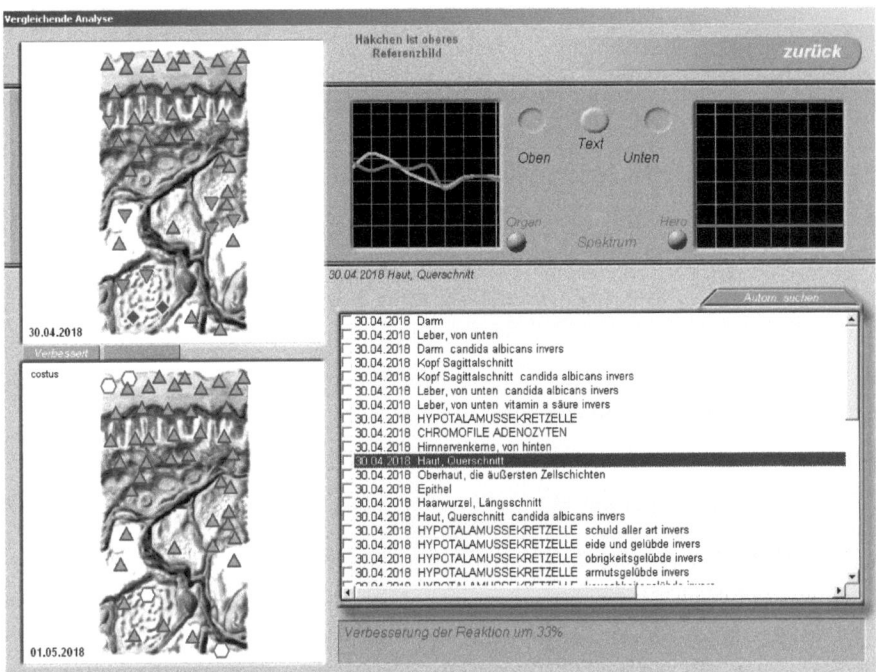

Abb. 34: *Haut Querschnitt: Bei Eingabe von Costus verbessert sich der energetische Befund um 33%, die energetischen Belastungen im Bereich der Schweißdrüsen sind verschwunden.*

Bewertung: Die Befunde in der NLS-Analyse sind beeindruckend, denn es zeigt sich eine schlüssige Wirkkette: Die Darmbelastung mit Candida albicans, wohl durch die jahrelange Anwendung von antibiotischen Therapien verursacht, führt zu einer Schädigung des Mikrobioms, was zur Folge hat, dass der Darm unphysiologische Substanzen aus der Nahrung resorbiert. Dies führt zu einer energetischen Belastung der Leber, was sich unter anderem an den Augen und an der geringen energetischen Situation im Hirn in Form von Müdigkeit spiegelt. Nicht nur der Darm ist energetisch betroffen, sondern auch die Lunge, letztere durch das Miasma von Mycobacterium tuberculosis. Darm und Lunge gehören laut TCM zum Element „Metall", das wiederum auch die Emotion „Trauer" und das Sinnesorgan „Haut" repräsentiert. Somit ist die Verbindung zur Haut hergestellt mit der hier imponierenden Akne inversa. Inwieweit die Trauer hier spezifisch auftritt, lässt sich schwer beurteilen, denn der Patient befindet sich durch das jahrelange Marthyrium mit schweren und sehr schmerzhaften Abszessen und Operationen ohnehin in einem psychisch miserablen Zustand. Nachdem sich der Patient in der Klinik befindet, kann leider keine aurachirurgische Behandlung durchgeführt werden. Aus aurachirurgischer Sicht wäre folgende Therapie durchzuführen:

- Homöopathische Ausleitung von Miasma Mycobacterium tuberculosis und von Miasma Treponema pallidum.

- Darmsanierung z.B. mit der chinesischen Costus-Wurzel

- Ernährungsumstellung, konsequenter Verzicht auf Kohlenhydrate für mehrere Wochen, Ernährung von Kartoffeln und Gemüse.

- Aurachirurgische Inzision von Abszessen direkt über den Abszessen, Spülung mit Desinfektionsmitteln in der Aura.

- Auflösung von Eiden und Gelübden durch die aurachirurgische Auflösungsprozedur laut Lehrbuch der Aurachirurgie.

Beeindruckend ist in dieser Casuistik auch zu sehen, wie sehr die Augen durch die Leberschwäche energetisch geschwächt sind, und wie durch die Darmsanierung mit Invertierung von Candida albicans auch die energetische Schwäche in den Augen verschwindet. Das gleiche betrifft die Müdigkeit mit der energetischen Schwäche auf dem Gehirn, ebenfalls eine typische Konsequenz einer Leberschwäche. Sehr interessant ist, wie klar das NLS-System die Schweißdrüsen als Ort der energetischen Störung in der Haut identifiziert, während die Talgdrüsen der Haarfollikel kaum betroffen sind. Dies unterstreicht die Bezeichnung der Hidradenitis suppurativa, d.h. eine eitrige Entzündung der apokrinen Schweißdrüsen, wie sie in der Fachwelt der Dermatologen nach wie vor intensiv diskutiert wird. Während viele Dermatologen die Akne inversa, ausgehend von den Talgdrüsen, als Sonderform der Akne beschreiben, meinen andere, die Entzündung ginge von den Schweißdrüsen aus und sei damit eigentlich im strengen Sinne gar keine wirkliche Akne.

Erschütternd ist der ökonomische Aspekt dieser Erkrankung: Die zuletzt in einem deutschen Krankenhaus durchgeführte plastisch-chirurgische Behandlung durch Exzision der Axillarhaut und Abdeckung mit einem Hautlappen, der von der Rückenhaut in die Axilla geschwenkt wird, ist vom Ergebnis völlig offen, zumal das zugrunde liegende Problem der Darmstörung nicht behoben ist. Die Kosten für die stationäre Behandlung incl. Operation belaufen sich auf 40.000 €, die der aus dem Iran kommende Patient aus eigener Tasche bezahlen muss.

Schnappfinger

Anamnese: 59-jähriger Patient, selbst Schulmediziner und Facharzt für Chirurgie, kommt in die Behandlung wegen eines seit zwei Jahren bestehenden Schnappfingers[7]. Betroffen ist der Ringfinger der rechten Hand.

Aurachirurgie: In der aurachirurgischen Exploration der karmischen Muster zeigt sich ein unauffälliger Befund. In der Untersuchung des Schnappfingers zeigt sich ein in Ruhestellung bereits leicht gebeugter Ringfinger, der bei weiterer Beugung plötzlich schnappt und dann von sich aus nicht mehr in die Ausgangsposition zurückkehrt. Nur durch Unterstützung mit der linken Hand und leichtem Druck auf die Handinnenfläche nimmt der Schnappfinger dann wieder die leicht gebeugte Ausgangsposition ein, eine vollständige Streckung ist nicht mehr möglich.

Es wird nun eine aurachirurgische Operation durchgeführt: Aufschlagen der Abbildung der Handbinnenmuskulatur, der Sehnen und Sehnenscheiden im Anatomieatlas. Virtuelles Unterminieren der Sehnenscheide mit einer spitzen zahnärztlichen chirurgischen Sonde und Aufweiten der Sehnenscheide. Glätten der Sehne mit dem Skalpell, um die aufgespleissten Anteile und Verdickungen abzutragen. Injektion von Gleitmittel in die Sehnenscheide. Aufsuchen der Beugemuskulatur und Suche nach Resonanzen insbesondere in den Übergängen zwischen Muskeln und Sehnen. Bei Resonanz virtuelle Akupunkturbehandlung und Aufsetzen der 432 Hz Stimmgabel.

Bewertung: Nach Durchführung der aurachirurgischen Operation ist die Situation des Schnappfingers deutlich verbessert, der Finger kann von sich aus zu 90% wieder ohne Unterstützung in die Ausgangsposition zurück gleiten.

---

[7] Als Schnappfinger bezeichnet man eine Sehnenscheidenentzündung (Tendovaginitis stenosans) im Bereich der Beugesehnen der Hand. Andere Bezeichnungen sind „schnellender Finger" (lat. Digitus saltans), Triggerfinger und Ringbandstenose. Durch knötchenartige Verdickung kann die Sehne nicht mehr frei gleiten. Das behindert das Beugen oder Strecken des betroffenen Fingers. Bei einer Tendovaginitis stenosans ist die Beugesehne des betroffenen Fingers auf Höhe des Grundgelenks knötchenartig verdickt. In der Folge kann die Sehne nicht mehr ungehindert durch das straffe Ringband (das sogenannte A1-Ringband) gleiten, das die Sehnenscheide (in welcher die Sehne verläuft) am Knochen befestigt. Der betroffene Finger kann dadurch oft nur noch ruckartig gebeugt oder gestreckt werden (Schnapp-Phänomen). In vielen Fällen bleibt die Ursache für den Schnappfinger unbekannt. Ansonsten gelten chronische Überlastungen von Fingern und Händen als häufige Ursache, etwa im Beruf. Auch entzündliche Erkrankungen wie beispielsweise Gicht, Rheuma und Stoffwechselerkrankungen wie Diabetes mellitus werden als Grund für eine Tendovaginitis stenosans in Betracht gezogen. Es gibt zudem eine angeborene Form des Schnappfingers, und zwar ein angeborener gebeugter Daumen (Pollex flexus congenitus). Die betroffenen Kinder kommen bereits mit einer verdickten Daumen-Beugesehne auf die Welt.

Zyklusabhängige Kopfschmerzen

Anamnese: Die 48-jährige Patientin leidet seit zwei Jahren unter Kopfschmerzen und einem eigenartigen Druckgefühl im Halsbereich immer zum Zyklusbeginn. Ein solches Druckgefühl kennt sie von einer Kropferkrankung, deretwegen sie vor fünf Jahren operiert worden war. Nach der Operation sei der Schmerz damals verschwunden gewesen. Entsprechend geht sie aktuell davon aus, dass die Schilddrüse wieder zu wachsen begonnen habe. Die Untersuchung beim Internisten und Radiologen bringt die Erklärung: Es handelt sich nicht um ein Rezidiv der Struma, sondern um ein Problem im Bereich der Wirbelsäule. In der MRT-Untersuchung zeigt sich eine ausgeprägte Spinalkanalstenose[8] im Bereich der Halswirbelsäule mit Unkovertebralarthrosen und Osteophyten, die sich in den Spinalkanal hinein vorwölben.

Aurachirurgie: In der aurachirurgischen Exploration der karmischen Muster zeigt sich das Sklavenjoch sowie der Strick in der Aura. Beide Muster werden sachgemäß entfernt. Bei der Prüfung des karmischen Musters der missglückten Flucht ergibt sich ein unauffälliger Befund. Bei aurachirurgischer Exploration der Halswirbelsäule zeigt sich eine deutlich Resonanz in mehreren Segmenten, entsprechend denjenigen, die in der MRT-Untersuchung die Osteophyten auf Grund der Unkovertebralarthrosen zeigen. Nach aurachirurgischer Installation der energetischen Strickleiter an der HWS verschwindet die Resonanz vollständig. Zusätzlich werden die Osteophyten aurachirurgisch mit dem Skalpell abgetragen und die Unkovertebralarthrosen durch Injektion von entzündungshemmenden Substanzen behandelt, wie dies ausführlich im Lehrbuch der Aurachirurgie dargestellt ist.

Bewertung: Von der Pathogenese scheint es klar: Die karmische Belastung durch das Sklavenjoch und den Strick in der Aura führt über die Jahre zu einer Mehrbelastung der Halswirbelsäule. Durch die andauernde Fehlhaltung kommt es zu Unkovertebralarthrosen mit einer ausgeprägten Spinalkanalstenose, teilweise bereits mit einer bedenklichen Kompression des Rückenmarks. Immer zu Zyklus schwillt das Gewebe physiologischerweise an und die Spinalkanalstenose nimmt an Intensität zu, was dann zu dem zyklusabhängigen Kopfschmerz führt. Mit Beendigung der Menstruationsblutung nimmt die Gewebsschwellung ab und damit auch der Kopfschmerz. Zyklusabhängige Kopfschmerzen sollten somit immer an ein solches Geschehen denken lassen. Die aurachirurgische Entfernung der karmischen Belastungen führt zu einer Entlastung der Halswirbelsäule und zu einer Verbesserung der klinischen Symptomatik.

---

[8] Unter einer Spinalkanalstenose versteht man eine Einengung des Spinalkanals.

Spinalkanalstenosen stellen ein häufiges Krankheitsbild dar. Meist finden sie sich im Lumbalbereich: Patienten mit einer Spinalkanalstenose können nur eine bestimmte Strecke schmerzfrei gehen. Nach einer gewissen Strecke muss das Gehen schmerzbedingt eingeschränkt werden (Claudicatio spinalis). Beim Radfahren oder Bergaufgehen, das in einer entlordosierter Haltung stattfindet, haben die Patienten keine Beschwerden. Stärker werden die Beschwerden hingegen im Bergabgehen und längerem Sitzen. Weiterhin klagen die betroffenen Patienten über ein Schweregefühl in den Beinen sowie über Sensibilitätsstörungen beim Gehen, welche im Genitalbereich und im Bereich der Beine auftreten können. Aus aurachirurgischer Sicht ist bei Spinalkanalstenosen im Brust- und Lendenwirbelbereich immer an das karmische Muster der missglückten Flucht zu denken, was nach Auflösung in der Regel zu einer deutlichen Verbesserung der klinischen Symptomatik führt.

Spinalkanalstenosen der Halswirbelsäule führen zu Kopfschmerzen sowie einem Druckgefühl im Halsbereich. Insbesondere bei Hyperlordosierung, z.B. bei der Arbeit am Computer, nehmen die Symptome zu, was auf Nachfrage auch durch die Patientin bestätigt wird. Aus aurachirurgischer Sicht ist bei Spinalkanalstenosen der Halswirbelsäule immer an verschiedene karmische Muster wie Erhängen, Sklavenjoch, Köpfen, Garotte etc. zu denken, was nach Auflösung zu einer deutlichen Verbesserung der klinischen Symptomatik führt. Auch die Osteophyten bilden sich als morphologisches Korrelat zu der geistigen Therapie in vielen Fällen zurück bzw. nehmen an Größe ab.

Die Existenz von karmischen Mustern ist immer wieder eindrücklich, und auch die Erleichterungen, die die Patienten durch die Entfernung dieser Muster erfahren. Die Verbesserung bezieht sich dabei nicht nur auf die klinische Symptomatik, sondern bezieht die Morphologie, wie gerade geschildert, entsprechend mit ein. Umgekehrt betrachtet: Ohne Auflösung der karmischen Muster bleibt die energetisch-informatorische Störung bestehen, weshalb in vielen Fällen physiotherapeutische Maßnahmen nicht oder nur unzureichend funktionieren. Aus dem Blickwinkel der Aurachirurgie ist dies völlig nachvollziehbar.

Einige Monate nach der aurachirurgischen Behandlung befindet sich die Patientin in einem deutlich verbesserten Zustand, die Kopfschmerzen und auch das Druckgefühl im Hals sind verschwunden.

worden. Zwischenzeitlich habe sie 5 kg abgenommen, weil sie schmerzbedingt nicht mehr essen könne und auch keinen Appetit mehr habe.

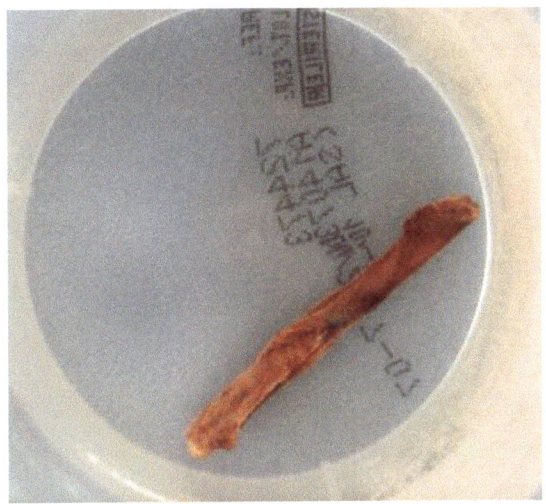

Abb. 35: *Das verknöcherte Ligamentum stylohyoideum nach Operation.*

Aurachirurgie: Die standardmäßige Prüfung der karmischen Muster will zunächst nicht recht gelingen. Die Patientin geht nicht in Resonanz, und wenn sie in Resonanz geht und das entsprechende karmische Muster vermeintlich aufgelöst wird, bleibt die Resonanz trotzdem erhalten. Weil somit der Verdacht auf ein Schweigegelübde besteht, wird in der NLS-Analyse die Thymusdrüse untersucht, und da findet sich tatsächlich eine entsprechende Belastung. Bei Invertierung von Schweigegelübde in der NLS-Analyse ergibt sich eine Verbesserung des energetischen Befundes um 33%. Der Aurachirurg schreibt auf eine kleine Karte „Schweigegelübde * (-1)" und bittet die Patientin, die Karte in die Hosentasche zu stecken.

Als der Aurachirurg der Patientin schildert, dass ein Schweigegelübde nicht nur das Schweigen der Sprache bedeute, sondern ein Schweigen des gesamten Organismus darstelle, indem der Körper weder auf ärztliche Behandlungen noch auf Medikamente reagiere, berichtet die Patientin, dass eben dies ihr Problem sei. Seit einem Jahr befinde sie sich auf der Suche nach einem Therapeuten, der ihr helfen könne, aber sie finde niemanden. Im vergangenen Jahr sei sie quer durch Europa gefahren, habe 30 Therapeuten aufgesucht und 35 Flugreisen dabei absolviert. Von den mit dem Auto gefahrenen Kilometern ganz zu schweigen. Auch befinde sie sich jetzt gerade nur auf der Durchreise zu einem

Physiotherapeuten, dem sie immer nachreise, um sich von ihm Dry-needling[11]-Behandlungen geben zu lassen. Diese Behandlungen seien zwar extrem schmerzhaft, es schießen ihr jedesmal die Tränen vor Schmerzen in die Augen, aber zumindest habe diese Methode etwas geholfen, wenngleich der therapeutische Effekt meistens bereits nach einem Tag wieder nachlasse. Sehr unangenehm seien auch die vegetativen Nebenwirkungen, die sie in Folge einer solcher Behandlung erleide: Es käme zu Herzrhythmusstörungen, die sie ängstigen, die aber nach einer Behandlung wieder weggingen. Trotzdem habe sie den Eindruck, dass diese „harte" Form der Behandlung zuviel für ihren Organismus sei, denn jedesmal nach einer Sitzung würde sie krank und bekäme sehr schmerzhafte Aphten an der Mundschleimhaut.

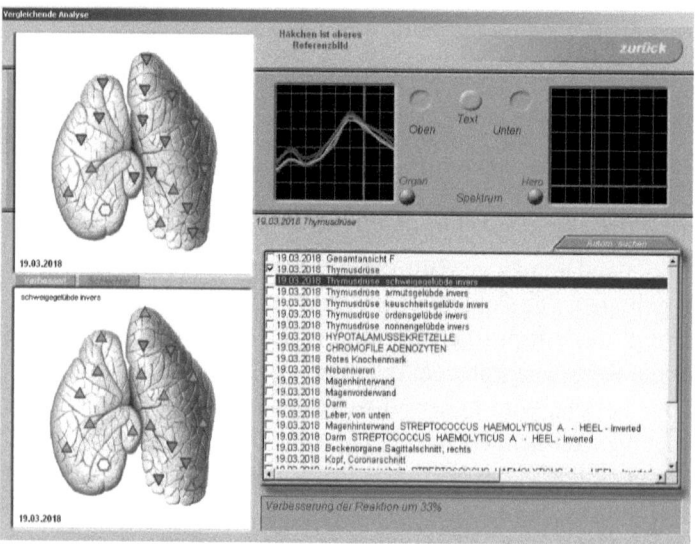

Abb. 36: *Thymusdrüse: Energetische Belastung, die sich durch die Invertierung von Schweigegelübde um 33% verbessert.*

---

[11] Dry Needling (trockenes Nadeln) ist eine spezielle Akupunkturtechnik zur Behandlung myofaszialer Triggerpunkte mittels steriler Einwegakupunkturnadeln. Da es sich beim Dry Needling um eine invasive Technik handelt, darf es in Deutschland nur von Ärzten oder Heilpraktikern praktiziert und als wirksame Ergänzung zu anderen Therapieverfahren und speziell zur manuellen Triggerpunkttherapie angewendet werden. Das Dry Needling entstand aus klinischen Beobachtungen bei Injektionen mit Lokalanästhetika, bei denen festgestellt wurde, dass auch die trockene Nadelung nach verbrauchtem Lokalanästhetikum therapeutische Wirkung zeigte. Nicht die Injektion ist für den Erfolg der Triggerpunktbehandlung verantwortlich, sondern der Stich an sich direkt in den Triggerpunkt ist wirksam. Patienten mit chronischen oder auch akuten myofaszialen Schmerzen reagieren oft sehr gut auf die Anwendung von Dry Needling.

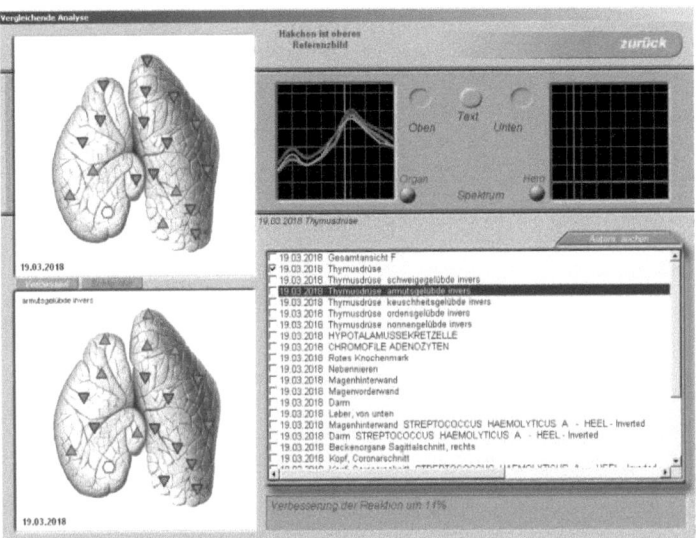

Abb. 37: *Thymusdrüse: Bei Invertierung von Armutsgelübde kommt es zu einer Verbesserung des energetischen Befundes um 11%, was nicht relevant ist.*

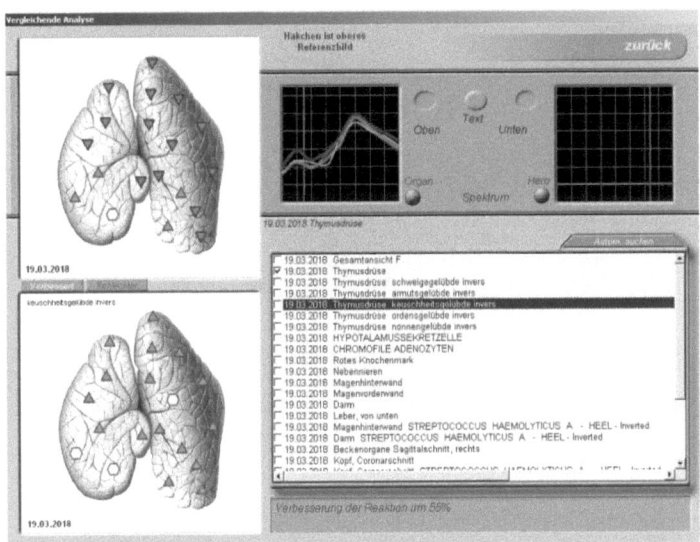

Abb. 38: *Thymusdrüse: Bei Invertierung von Keuschheitsgelübde kommt es zu einer Verbesserung des energetischen Befundes um 55%, was signifikant ist und von der Patientin in dieser Form auch bestätigt wird.*

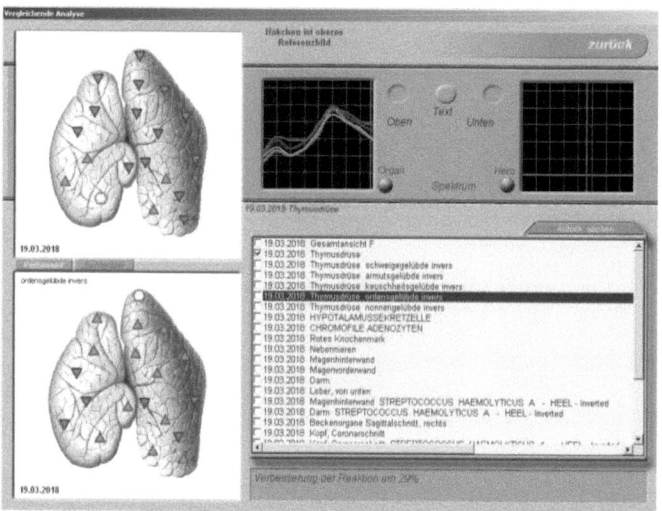

Abb. 39: *Thymusdrüse: Bei Invertierung von Ordensgelübde kommt es zu einer Verbesserung des energetischen Befundes um 29%, was signifikant ist.*

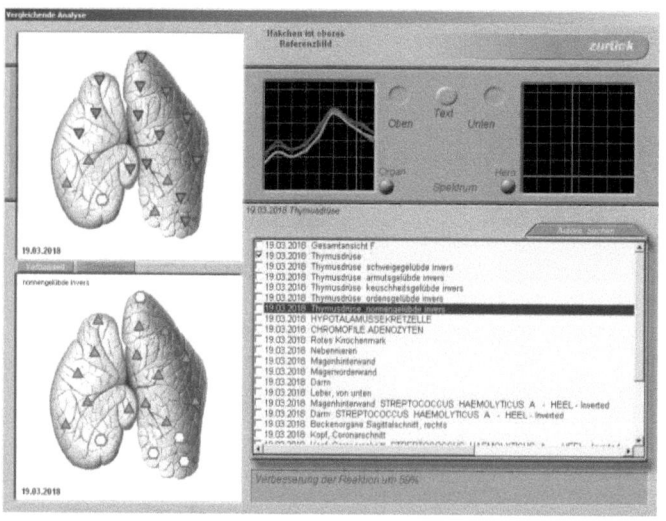

Abb. 40: *Thymusdrüse: Bei Invertierung von Nonnengelübde kommt es zu einer Verbesserung des energetischen Befundes um 59%, was die stärkste Veränderung darstellt. Offensichtlich war sie in einem früheren Leben eine Nonne in einem Schweigeorden. Als die Patientin dies hört, schaut sie mich an mit einem Blick, der nur schwer zu beschreiben ist, am ehesten sanftmütig und verklärt, wie man das mit einer Nonne in Zusammenhang bringt.*

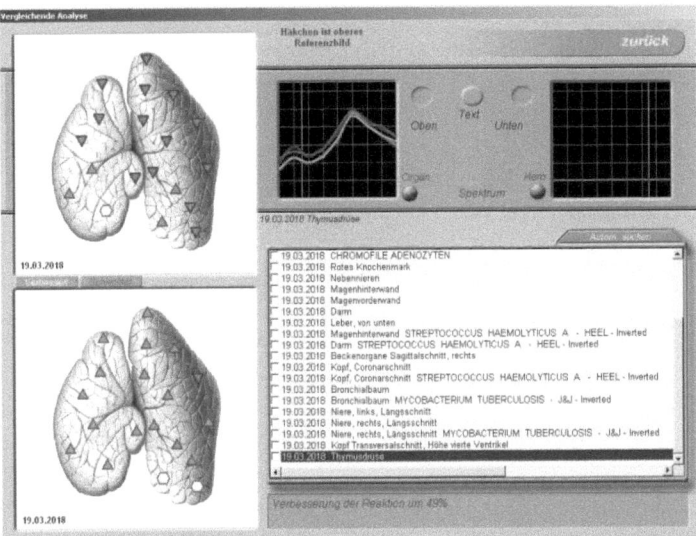

Abb. 41: Nach der aurachirurgischen Auflösung von Eiden und Gelübden wird die Thymusdrüse nochmals untersucht, und es zeigt sich eine Verbesserung des energetischen Befundes um 49%.

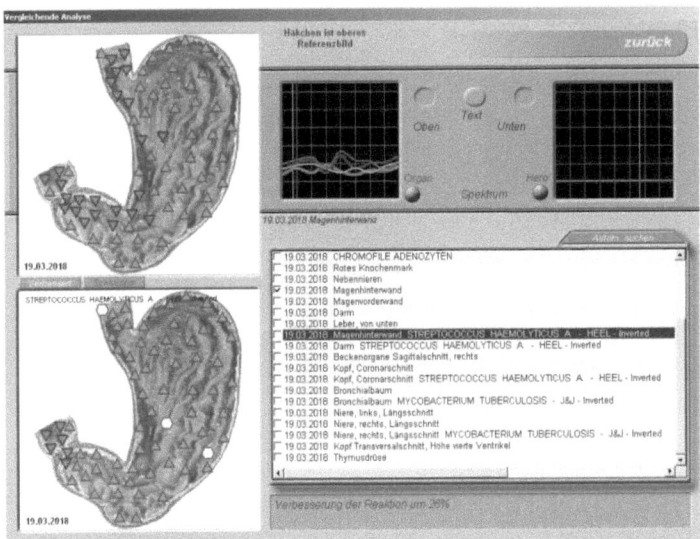

Abb. 42: Magenhinterwand: Bei Invertierung von Streptococcus haemolyticus kommt es zu einer Verbesserung des energetischen Befundes um 26%, d.h. es besteht ganz offensichtlich eine Belastung durch Bakterien im Magen.

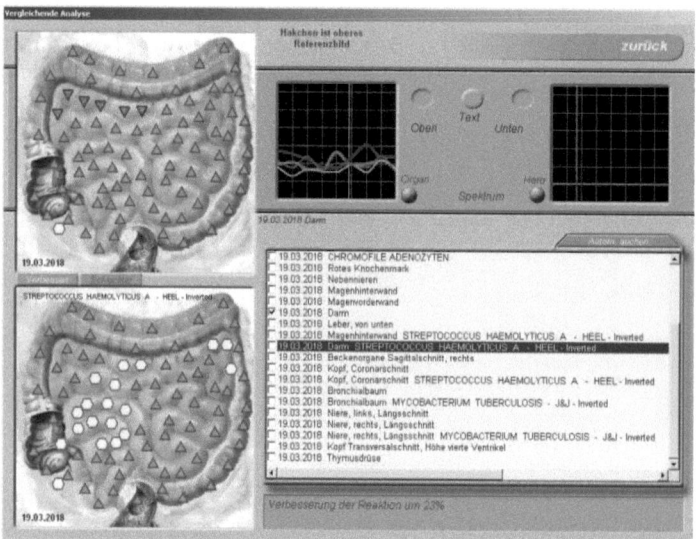

Abb. 43: *Darm: Energetische Belastung, bei Invertierung von Streptococcus haemolyticus kommt es zu einer Verbesserung des energetischen Befundes um 23%.*

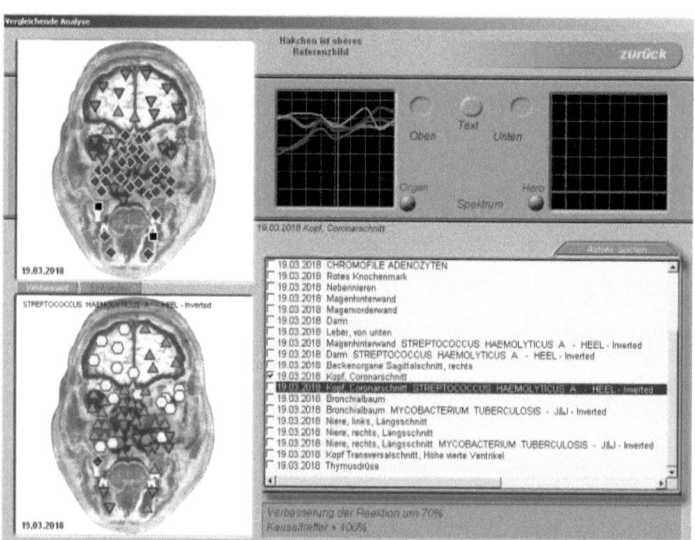

Abb. 44: *Kopf Coronarschnitt: Energetische Belastung, bei Invertierung von Streptococcus haemolyticus kommt es zu einer Verbesserung des energetischen Befundes um 70%.*

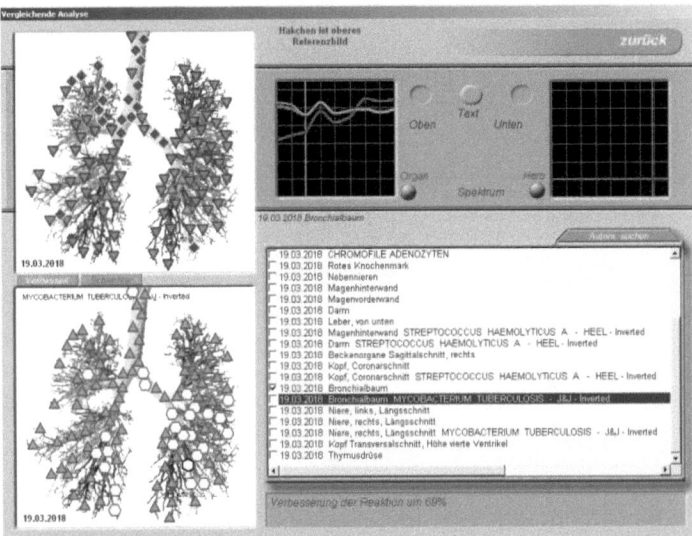

Abb. 45: *Bronchialbaum: Deutliche energetische Belastung, bei Invertierung von Mycobacterium tuberculosis kommt es zu einer Verbesserung des energetischen Befundes um 69%.*

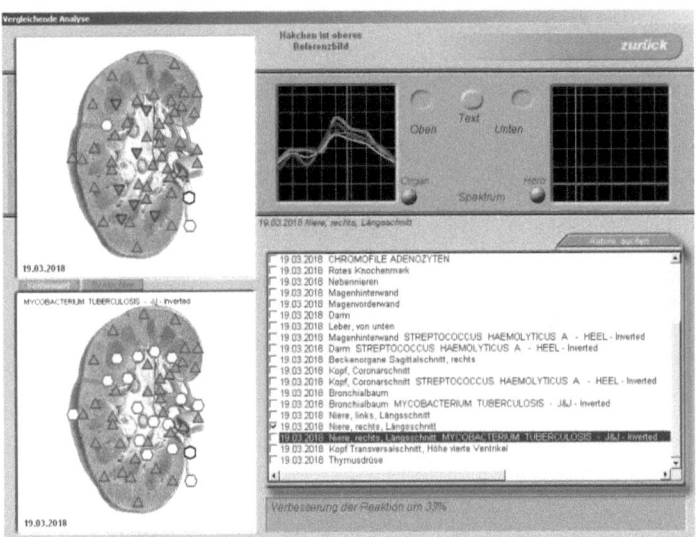

Abb. 46: *Niere rechts: Geringe energetische Belastung, bei Invertierung von Mycobacterium tuberculosis kommt es zu einer Verbesserung des energetischen Befundes um 33%.*

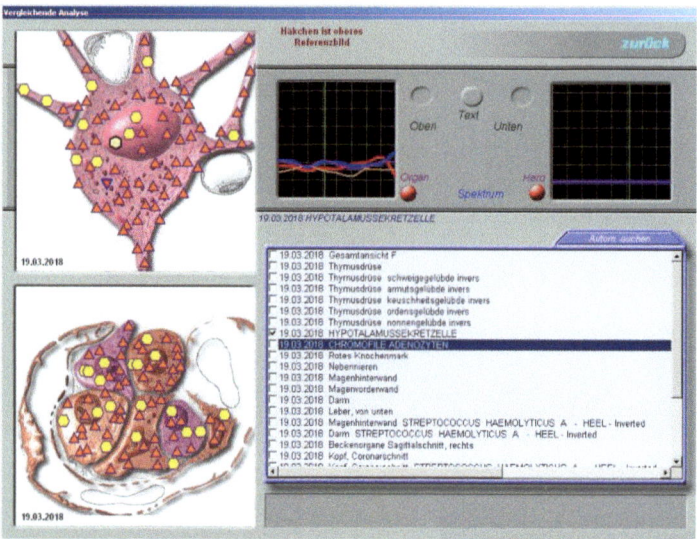

Abb. 47: *Hypothalamussekretzelle und chromophile Adenozyten befinden sich in einem energetisch guten Zustand.*

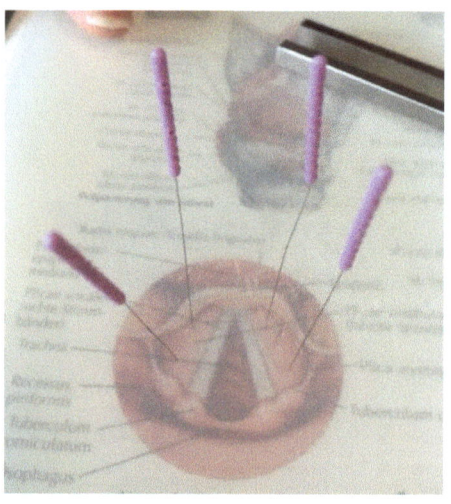

Abb. 48: *Kehlkopf: Hier zeigt sich eine deutliche Resonanz bei Punktion mit der chirurgischen Sonde in die Abbildung am Anatomieatlas. Mit Hilfe von Akupunkturnadeln wird eine Triggerpunkttherapie durchgeführt, die die Patientin als sehr angenehm und keineswegs schmerzhaft empfindet. Die Patientin beschreibt eine sich ausbreitende Wärme, die mit zunehmender Dauer der Behandlung dann langsam abflaue und schließlich ganz verschwinde.*

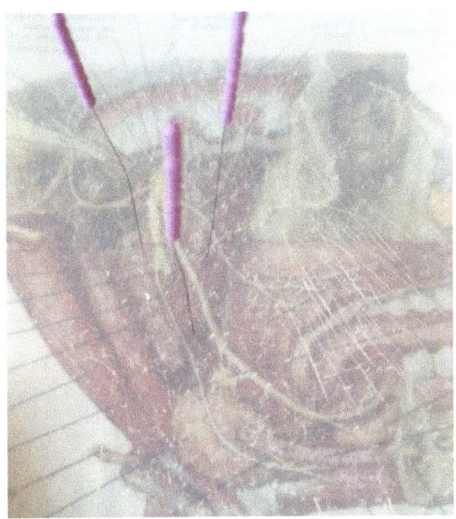

Abb. 49: *Punktion von Musculus pterygoideus medialis und lateralis mit deut-*
licher Resonanz, Behandlung durch Stimmgabel bis zum Nachlassen der Reso-
nanz. Der Musculus pterygoideus lateralis ist ein zweiköpfiger Skelettmuskel,
der zur tiefen Gruppe der Kaumuskulatur gehört. Er ist der einzige Kaumuskel,
der die Kieferöffnung einleitet.

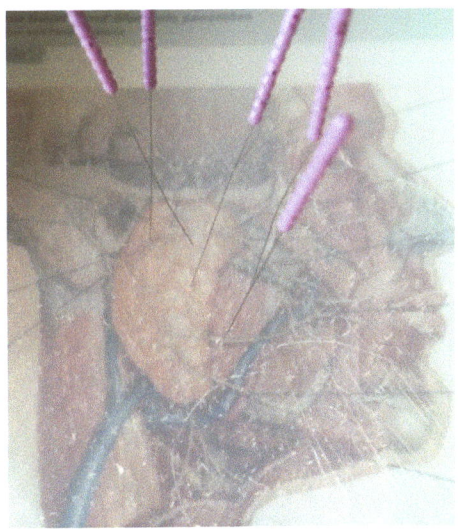

Abb. 50: *Punktion der Glandula parotis mit deutlicher Resonanz, Behandlung*
durch Stimmgabel bis zum Nachlassen der Resonanz. Die paarigen Ohrspeichel-
drüsen sind die größten Speicheldrüsen des menschlichen Körpers.

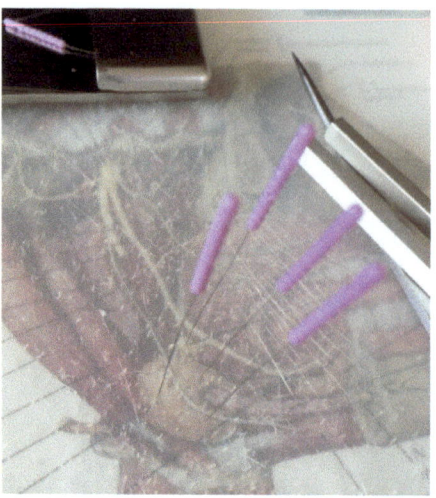

Abb. 51: *Punktion der Glandula submandibularis und des Ganglion subman-dibulare mit deutlicher Resonanz, Behandlung durch Stimmgabel bis zum Nach-lassen der Resonanz. Die Glandula submandibularis liegt in dem Trigonum sub-mandibulare, in der Nische zwischen dem Unterkiefer (Mandibula) und dem venter anterior und venter posterior des Musculus digastricus.*

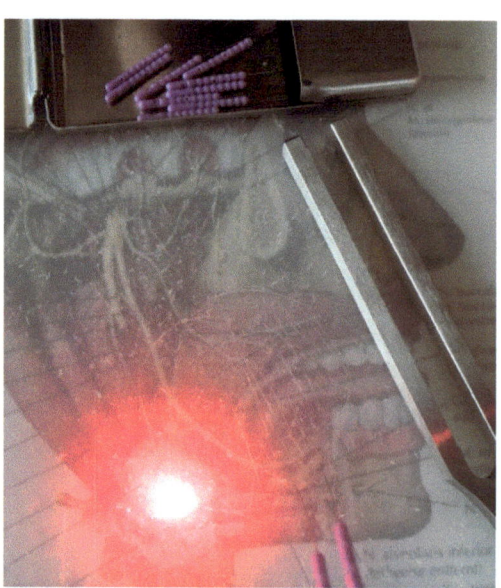

Abb. 52: *Laserbehandlung der Glandula submandibularis, Patientin beschreibt ein intensives wohltuendes Wärmegefühl.*

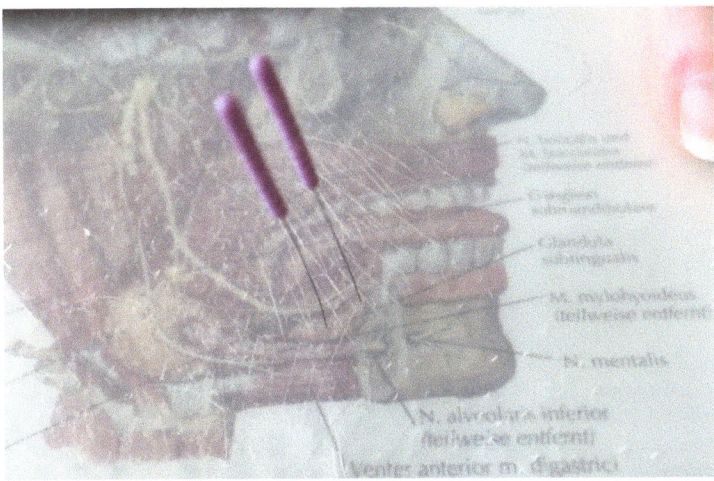

Abb. 53: *Punktion der Glandula sublingualis mit deutlicher Resonanz, Behandlung durch Stimmgabel bis zum Nachlassen der Resonanz. Die Glandula sublingualis ist eine unterhalb der Zunge befindliche Speicheldrüse. Sie ist die kleinste der drei großen Speicheldrüsen.*

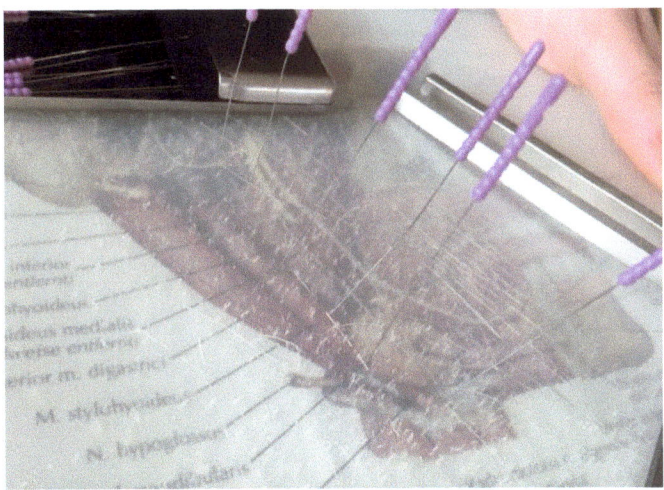

Abb. 54: *Punktion des Musculus digastricus, venter posterior mit deutlicher Resonanz, Behandlung durch Stimmgabel bis zum Nachlassen der Resonanz. Der Musculus digastricus ist ein Skelettmuskel mit zwei Muskelbäuchen, die durch eine Zwischensehne verbunden sind. Er gehört zur suprahyalen Muskulatur. Beim Musculus digastricus unterscheidet man einen vorderen (Venter anterior) und einen hinteren Muskelbauch (Venter posterior).*

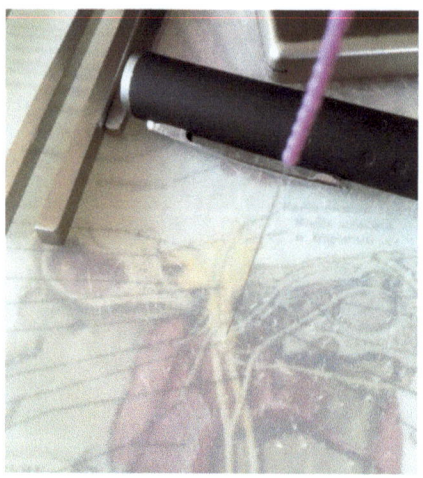

Abb. 55: *Punktion des Ganglion oticum mit deutlicher Resonanz, Behandlung durch Stimmgabel bis zum Nachlassen der Resonanz. Das Ganglion oticum ist eine kleines, rundliches Ganglion, das sich unmittelbar unterhalb des Foramen ovale in der Fossa infratemporalis an der Schädelbasis befindet. Es zählt zu den vier parasympathischen Kopfganglien.*

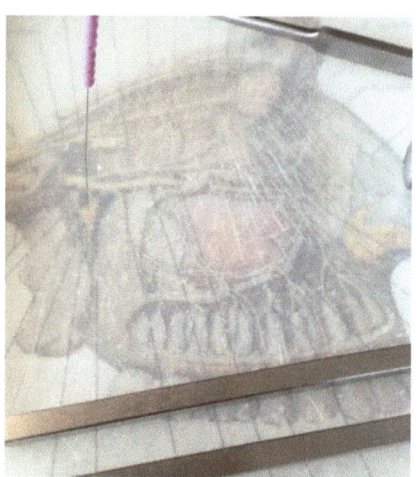

Abb. 56: *Punktion des Ganglion pterygopalatinum mit deutlicher Resonanz, Behandlung durch Stimmgabel bis zum Nachlassen der Resonanz. Das Ganglion pterygopalatinum ist ein Ganglion, das sich in der gleichnamigen Fossa pterygopalatina an der Schädelbasis befindet. Es zählt zu den vier parasympathischen Kopfganglien.*

Unmittelbar nach der aurachirurgischen Operation fühlt sich die Patientin sehr erleichtert, die Schmerzen im Hals sind fast vollständig verschwunden, sie beginnt wieder mit Appetit zu essen. Die homöopathische Ausleitungstherapie gegen Mycobacterium tuberculosis und Streptococcus haemolyticus nimmt sie ein. Zusätzlich zu der aurachirurgischen Auflösungsprozedur wird das Schweigegelübde als invertierte Information auf Globuli aufgespielt und ebenfalls von der Patientin eingenommen.

Fünf Tage nach der Erstbehandlung beginnt die Schmerzsymptomatik erneut langsam zuzunehmen, zwar bei weitem nicht in der ursprünglichen Intensität, aber doch merklich. Infolgedessen stellt sich die Patientin nochmals zur aurachirurgischen Behandlung vor und es wird eine NLS-Analyse des Halses und des Kehlkopfes durchgeführt.

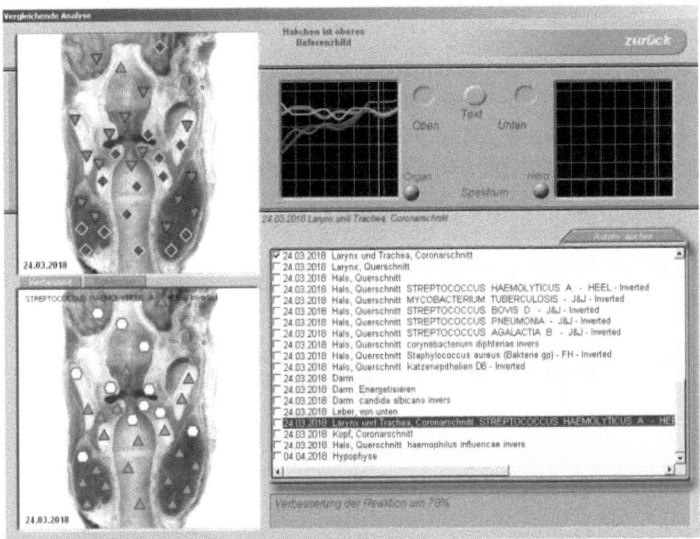

Abb. 57: *Larynx und Trachea: Nach wie vor findet sich trotz eingeleiteter homöopathischer Ausleitungstherapie gegen Streptococcus haemolyticus eine entsprechende energetisch-informatorische Belastung. Ganz offensichtlich hat die Ausleitungstherapie noch nicht ausreichend gegriffen und muss entsprechend fortgesetzt werden.*

Die vormals bestehende energetische Belastung der Bronchien ist nicht mehr nachweisbar, hier hat die homöopathische Ausleitungstherapie bereits gewirkt. Auch die energetische Belastung der Thymusdrüse ist verschwunden, das Schweigegelübde somit aufgelöst wie alle anderen gefundenen Gelübde auch.

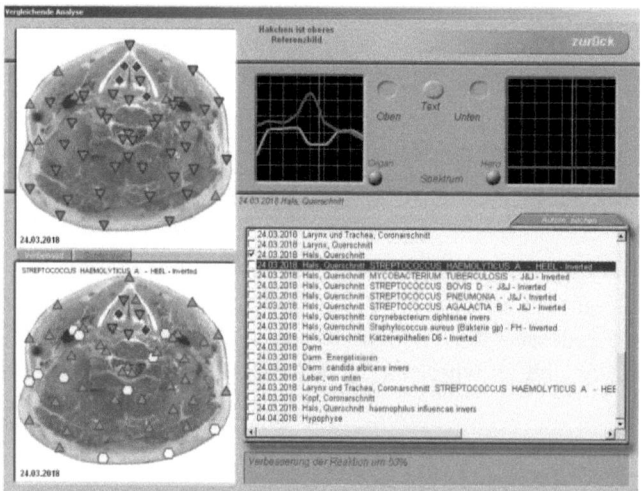

Abb. 58: *Hals Querschnitt: Energetische Belastung im Bereich der schmerzhaf-*
ten Halsmuskulatur sowie insbesondere im Bereich der Stimmritze, bei Inver-
tierung von Streptococcus haemolyticus kommt es zu einer deutlichen Verbes-
serung in der Halsmuskulatur, jedoch nicht an der Stimmritze. Das ist insofern
bemerkenswert, als in der vorherigen Abbildung die Stimmritze nach Invertie-
rung nicht mehr belastet erscheint.

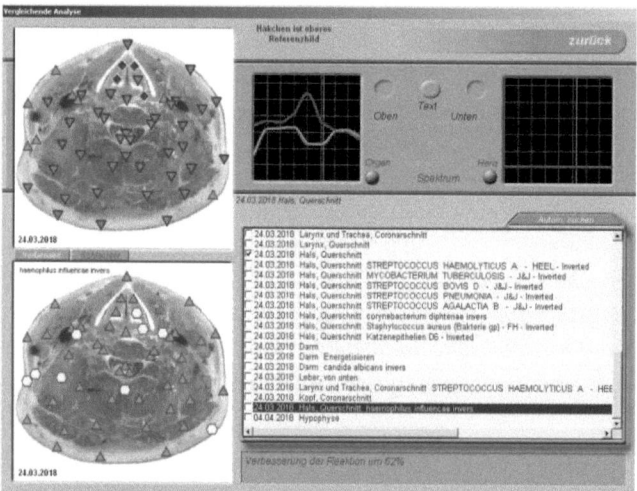

Abb. 59: *Bei Invertierung von Haemophilus influencae ist schließlich auch die*
Stimmritze nicht mehr energetisch belastet. Das entspricht der Schilderung der
Patientin, dass derzeit die ganze Familie einen Halsinfekt habe und stark huste.

Beurteilung: Die aurachirurgische Triggerpunktakupunkturbehandlung entspricht im Kern der Methode des Dry needling, jedoch mit dem Unterschied, dass die aurachirurgischen Therapieschritte allesamt virtuell am Anatomieatlas und somit extrakorporal nicht-invasiv erfolgen. Bemerkenswert ist, wie intensiv die Patientin in Resonanz geht, sobald der Aurachirurg mit der chirurgischen Sonde in die verschiedenen Strukturen am Hals, Gesicht und Mundboden virtuell am Anatomieatlas sticht und virtuelle Triggerpunktbehandlungen durchführt.

Beeindruckend ist der große therapeutische Erfolg der aurachirurgischen Intervention, der, obwohl „nur" virtuell am Anatomieatlas und somit als geistige Heilung durchgeführt, im Gegensatz zu allen bisherigen Therapieversuchen zumindest fünf Tage lang anhält, bis die Symptomatik allmählich wieder zurückkehrt. Entsprechend wird vereinbart, die aurachirurgischen Behandlungen wiederholend fortzusetzen, zumal ganz offensichtlich weitere Triggerpunktakupunkturen notwendig sind. Besonders wichtig ist der Patientin die schonende Vorgehensweise der Aurachirurgie, so dass sie im Gegensatz zu der invasiven Methode des Dry needling keine vegetativen Nebenwirkungen wie die beschriebenen Herzrhythmusstörungen oder posttherapeutischen Infektionserkrankungen auf Grund des überbeanspruchten Immunsystems auftreten.

Interessanterweise sind die Resonanzen keineswegs nur auf myofasziale Triggerpunkte beschränkt, sondern die Patientin spürt auch bei virtueller Punktion in anatomische Strukturen eine Resonanz, die außerhalb der myofaszialen Strukturen liegen, z.B. Speicheldrüsen oder Nervenverläufe. Insbesondere bei virtueller Punktion von Nervus glossopharyngeus und Nervus vagus am Anatomieatlas, aber auch bei Punktion von Glandula parotis, Glandula submandibularis, Glandula sublingualis und den jeweiligen Ganglien Ganglion pterygopalatinum, Ganglion oticum und Ganglion submandibulare, zeigt die Patientin eine deutliche Resonanz, die aurachirurgische Behandlung mit der Stimmgabel bringt auch hier eine deutliche Besserung. Sowohl der Nervus glossopharyngeus als auch der Nervus vagus führen sensible und sympathische Nervenfasern, die für die Schmerzsymptomatik verantwortlich zu machen sind. Dieser Befund ist insofern interessant, als der Nervus vagus mit seinen vegetativen (parasympathischen und sympathischen) Fasern die Herzrhythmusstörungen auslöst. Dass auch die sekretorischen Anteile dieser Nerven, die zu den Speicheldrüsen ziehen, mit betroffen sind, beschreibt die Patientin: Immer wenn sie Schmerzen habe, funktionieren die Speicheldrüsen nicht mehr und produzieren entsprechend auch gar kein Sekret.

Daraus lässt sich schließen: Die myofasziale Triggerpunktbehandlung mittels Dry needling ist eine zwar durchaus wirkungsvolle, die aber anatomische Strukturen außer Acht lässt, die für das schmerzhafte Geschehen mitverantwortlich sind. Denkbar ist, dass sowohl der Nervus glossopharyngeus auch der Nervus vagus durch die HNO-Operation an sich so beschädigt wurden, dass sie neuralgiforme Schmerzen verursachen, die durch eine Triggerpunktbehandlung nicht adressiert werden und sich entsprechend mit der Methode des Dry needling nicht behandeln lassen. Aurachirurgische Verfahren haben indes einen heilenden Effekt sowohl auf die myofaszialen, die glandulären und die neurogenen Strukturen.

Dass diese Patientin schließlich auch noch ein Schweigegelübde in sich trägt, macht die Situation nochmals komplexer: Beeindruckend ist die große Zahl von vergeblichen Therapieversuchen und erfolglosen Therapeuten, die nicht auf Grund einer Inkompetenz oder einer falschen Therapie, sondern letztlich allesamt am Schweigegelübde der Patientin gescheitert sind. Nach der aurachirurgischen Auflösung von Eiden und Gelübden stellt sich die Situation bereits in der laufenden Sitzungen ganz anders dar: Die Patientin spürt unmittelbar die Manipulationen des Aurachirurgen im Anatomieatlas und geht entsprechend in Resonanz.

Nachdem die Patientin weit entfernt wohnt und das Reisen sie sehr anstrengt, werden die weiteren aurachirurgische Behandlungen als Fernbehandlungen über Skype-Sitzungen durchgeführt, bei denen sich die Patientin und der Aurachirurg am Computer sehen und miteinander kommunizieren. Was zunächst wie ein Experiment anmutet, entpuppt sich als eine durchaus probate Methode, bei der die Patientin fast genauso gut in Resonanz geht wie bei einem persönlichen Termin in der Praxis.

Zu guter Letzt leidet die Patientin noch unter diversen miasmatischen Belastungen, insbesondere die energetisch-informatorische Belastung durch Streptococcus haemolyticus im Halsbereich und am Kehlkopf. Welcher Faktor für die schwache Stimme und die Kehlkopfentzündung letztlich verantwortlich zu machen ist, ob das Schweigegelübde, die Belastung durch Streptokokken oder die schmerzhafte Verspannung muskulärer Strukturen, lässt sich seriöser Weise nicht sagen.

Bluthochdruck

Anamnese: Die 41-jährige Patientin kommt in die Praxis wegen ihres seit Jahren bestehenden Bluthochdrucks[12]. Der Bluthochdruck sei als essentiell diagnostiziert, d.h. ohne sonstige Begleiterkrankungen, die einen Hochdruck auslösen würden. Tagsüber halte sich der Blutdruck noch ganz gut, aber nachts käme es in der 24-h-Langzeitmessung zu Blutdruckspitzen. Die Patientin vermutet, dass das durch die vielfach unruhigen und auch unangenehmen Träume zustande komme. Sie sei psychisch belastet, habe eine pflegebedürftige alte Mutter und käme mit ihren Geschwistern nicht zurecht.

Aurachirurgie: In der aurachirurgischen Exploration finden sich keine Belastungen durch karmische Muster. Auffällig sind die rötlich-lividen Wangen der Patientin. Befragt nach einer etwaigen Lungenschwäche berichtet die Patientin, dass sie immer wieder an einer Bronchitis erkranke und insgesamt auf der Lunge sehr empfindlich sei. Auch Zug vertrage sie nur ganz schlecht, bekomme dann gleich eine entsprechende Erkältung. Wenn Sie krank sei, entwickle sie auch nie hohes Fieber, sondern liege vielmehr manchmal wochenlang im Bett, sei schweißgebadet und erhole sich nur sehr schleppend von ihrer Erkrankung.

---

[12] Die arterielle Hypertonie ist ein Krankheitsbild, bei dem der Blutdruck des arteriellen Gefäßsystems chronisch erhöht ist. Nach Definition der WHO gilt ein systolischer Blutdruck von mehr als 140 mmHg und/oder ein diastolischer Blutdruck von mehr als 90 mmHg als Hypertonie. Nicht in dieser Definition eingeschlossen sind vorübergehende Blutdruckerhöhungen durch Erkrankung, Medikamente, Schwangerschaft oder bei körperlicher Anstrengung. Ursachen der arteriellen Hypertonie sind Störungen des Hormonsystems, des Herz-Kreislauf-Systems sowie Nierenschäden. Dem größten Teil der Erkrankungen liegen jedoch weitgehend unbekannte Faktoren zugrunde. Die arterielle Hypertonie weist meist nur unspezifische Symptome auf. Folgeschäden wie die koronare Herzkrankheit mit der Folge von Herzinfarkten sowie Nierenversagen und Schlaganfall sind allerdings für einen Großteil der Todesfälle in den Industrieländern verantwortlich. Zur Behandlung der Symptome stehen verschiedene Medikamentengruppen zur Verfügung, die in Verbindung mit Änderungen des Lebensstils den Blutdruck effektiv senken und das Risiko der Komplikationen deutlich mindern können. Auch die Vererbung spielt eine große Rolle. Leiden beispielsweise die Eltern bereits unter Hypertonie, erhöht sich das Risiko, selbst von Bluthochdruck betroffen zu sein, um ein Vielfaches. Die Krankheitshäufigkeit (Prävalenz) der arteriellen Hypertonie ist in den Industrieländern seit den 1980er Jahren konstant hoch. Sie liegt bei 10–50 % der Gesamtbevölkerung, wobei die Häufigkeit mit dem Alter deutlich ansteigt. Über 20 % der Mitteleuropäer haben einen stark erhöhten systolischen Blutdruck von über 160 mmHg, bei den über 80-jährigen liegt dieser Anteil sogar bei 30 %. Damit ist sie einer der häufigsten Beratungsanlässe in einer allgemeinmedizinischen Praxis. Die arterielle Hypertonie tritt jedoch auch bei Jüngeren auf. In der Altersgruppe der 25- bis 29-Jährigen ist der Druck in den Gefäßen bei etwa jeder zehnten Frau und etwa jedem vierten Mann zu hoch. Mit steigendem Lebensalter nimmt die Häufigkeit des Bluthochdrucks stark zu. Bei den über 60-jährigen weist nur noch etwa jeder Vierte normale Blutdruckwerte auf. Das Verhältnis von betroffenen Frauen zu Männern ändert sich mit dem Alter. Während es im jugendlichen Erwachsenenalter 2:3 beträgt, überwiegen bei den 60-jährigen die Frauen mit etwa 4:3.

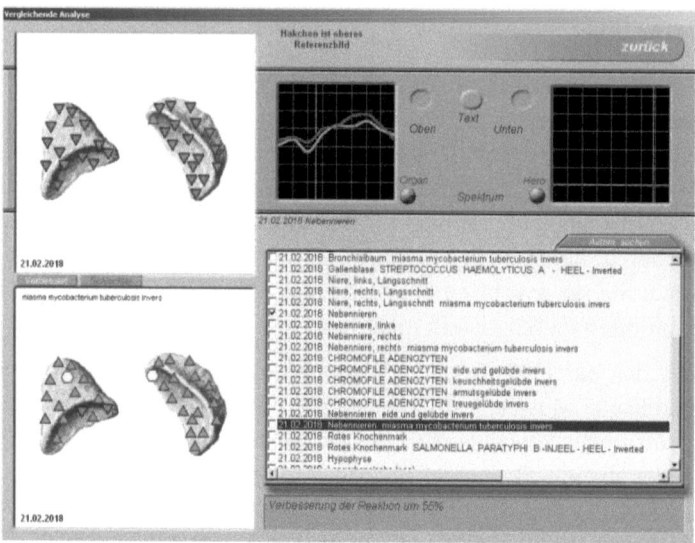

Abb. 60: *Bei Invertierung des Miasma von Mycobacterium tuberculosis auf beiden Nebennieren zeigt sich eine Verbesserung des energetischen Befundes um
55%.*

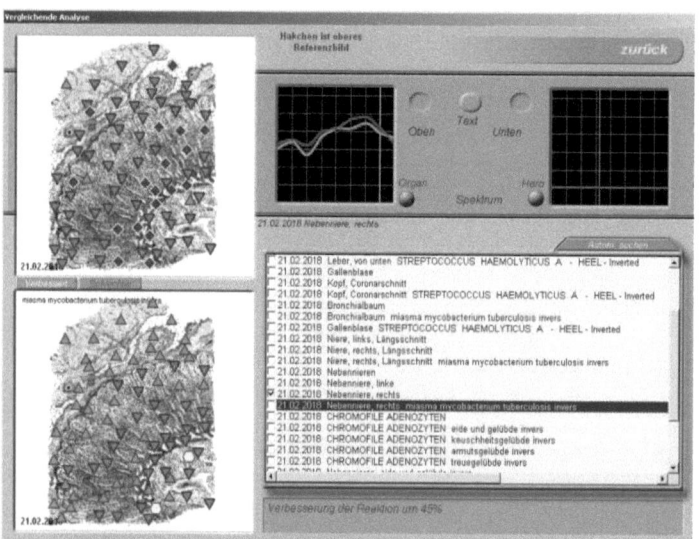

Abb. 61: *Deutliche energetische Belastung der rechten Nebenniere: Bei Invertierung des Miasma von Mycobacterium tuberculosis zeigt sich eine Verbesserung
des energetischen Befundes um 45%.*

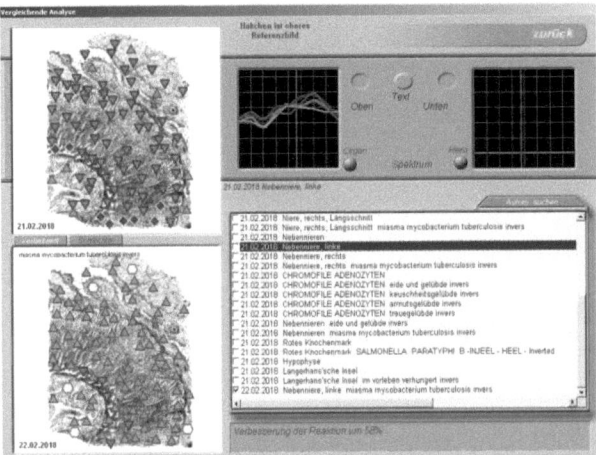

Abb. 62: *Deutliche energetische Belastung der linken Nebenniere: Bei Invertierung des Miasma von Mycobacterium tuberculosis zeigt sich eine Verbesserung des energetischen Befundes um 58%.*

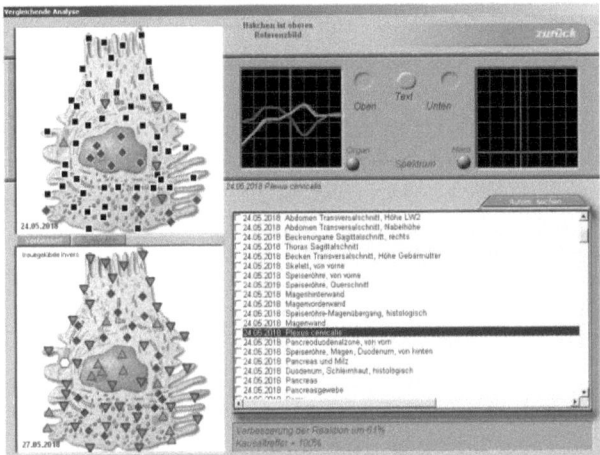

Abb. 63: *Plexus cervicalis: Deutliche energetische Belastung. Bei Invertierung von Treuegelübde zeigt sich eine Verbesserung des energetischen Befundes um 61%. Dieses Treuegelübde gegenüber der eigenen Familie, insbesondere gegenüber der kranken Mutter und den eigenen Geschwistern, wird von der Patientin als ausgesprochen belastend empfunden, was sich hier am Plexus cervicalis als Zentrum der psychovegetativen Steuerung zeigt. Die energetische Belastung des psychovegetativen Zentrums ist auch insofern interessant, als sie typischerweise oft mit Blutdruckentgleisungen einhergeht.*

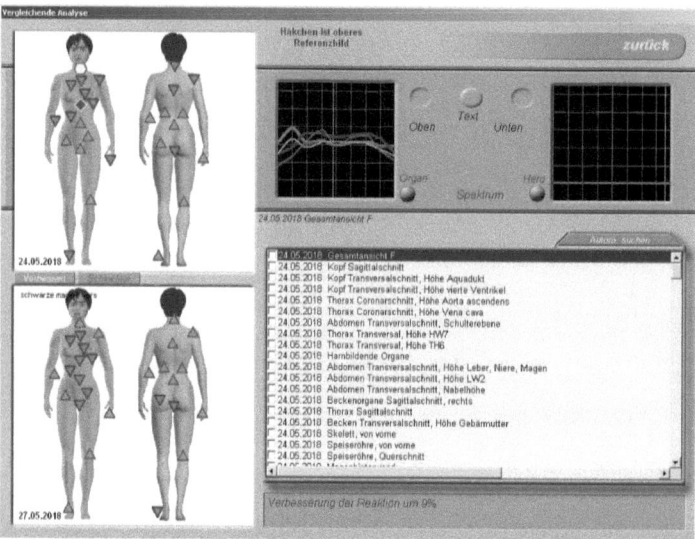

Abb. 64: *Gesamtansicht Front: Energetische Belastung in Form einer einzelnen dunklen Markierung direkt über dem Solarplexus. Bei Invertierung des Miasma von Schwarze Magie zeigt sich eine Verbesserung des energetischen Befundes um insgesamt 9%, bemerkenswerterweise verschwindet die dunkle Markierung. Das korreliert mit dem klinischen Befund, indem die Patientin an genau dieser Stelle eine Resonanz bei Prüfung auf Schwarze Magie angibt. Passend zur Lokalisation der Resonanz beschreibt sie Probleme im Selbstbewusstsein und im Selbstwertgefühl. Sie fühlt sich deutlich zu dick und zunehmend unattraktiv, was wiederum zur miasmatischen Belastung durch das Mycobacterium tuberculosis passt..*

Beurteilung: Aus aurachirurgischer Erfahrung lässt sich sagen: Viele Patienten mit Blutdruckregulationsstörungen, arteriellen Hypo- wie auch Hypertonien, zeigen in der NLS-Analyse energetische Störungen im Bereich der Nebennieren. Verursacht werden solche energetischen Belastungen durch ganz unterschiedliche Mechanismen: Häufig findet sich das karmische Muster der Schwarzen Magie, der Eide und Gelübde, häufig aber auch miasmatische Belastungen, insbesondere durch Mycobacterium tuberculosis oder Streptococcus haemolyticus bzw. andere Streptokokkenstämme. Das entspricht dem schulmedizinischen Wissen, dass die Mycobakterien typischerweise eben neben der Bronchialtuberkulose auch eine Nieren- und Nebennierentuberkulose auslösen. Analog verhält es sich mit dem Streptococcus haemolyticus: Hier kennt die Schulmedizin das rheumatische Fieber, bei dem Herz, Gelenke, Nieren und Nebennieren befallen sind. Findet sich in der NLS-Analyse die energetisch-informatorische Belastung durch Streptococcus haemolyticus, so kann man fast sicher davon ausgehen, auch im Bereich des Herzens dementsprechende energetische Belastungen zu finden. Löst man die miasmatischen Belastungen durch eine homöopathische Ausleitungstherapie auf, so verschwinden nicht nur die NLS-Analysebefunde, sondern auch der Blutdruck reguliert sich in vielen Fällen auf beeindruckende Weise.

Der pathophysiologische Mechanismus ist wie folgt: Die Nebenniere besteht aus Nebennierenmark und Nebennierenrinde. Das Nebennierenmark bildet den kleinsten Teil der Nebenniere. Es handelt sich um ein sympathisches Paraganglion, das aus chromaffinen Zellen besteht, die aus L-Tyrosin die Katecholamine Adrenalin (80%) und Noradrenalin (20%) synthetisieren. Beide Hormone wirken blutdrucksteigernd, indem inbesondere das Noradrenalin eine periphere Vasokonstriktion verursacht, die zu entsprechenden Druckspitzen führen können. Die Nebennierenrinde (Cortex glandulae suprarenalis), die durch ihren Lipidgehalt gelblich aussieht, bildet den äußeren Bereich der Nebenniere. In der NNR werden über 40 verschiedene Steroidhormone gebildet, die sog. Kortikosteroide. Insbesondere das Mineralocorticoid Aldosteron, das für die vermehrte Rückresorption von Natrium in der Niere verantwortlich ist, führt ebenfalls zu einem erhöhten Blutdruck. Natrium ist osmotisch aktiv und bindet Wasser, was zu einem erhöhten intravasalen Volumen und damit zur Blutdrucksteigerung beiträgt.

Dass die Schulmedizin die genetische Vererbbarkeit von arterieller Hypertonie beschreibt, steht nicht im Widerspruch zu den energetisch-informatorischen Überlegungen der Aurachirurgie: Die energetisch-informatorische Belastung ist epigenetisch vererbbar: Immer wieder finden sich in der Praxis mehrere Generationen von Patienten im Wartezimmer, die der Reihe nach untersucht werden. Zeigt sich beim Großvater die miasmatische Belastung durch Mycobacterium tuberculosis auf den Bronchien oder in anderen Organsystemen wie den Nieren oder den Nebennieren, so kann man sicher sein, dass auch beim Sohn und schließlich beim Enkel entsprechende Belastungen in der NLS-Analyse gefunden werden können, typischerweise in immer weiter abfallender Intensität. Häufig erinnert sich der Großvater auch noch an den Familienangehörigen, der seinerzeit vor vielen Jahrzehnten an einer Lungentuberkulose verstorben ist. Letztlich zeigt der vorliegende Fall in eindrucksvoller Weise die Überlegenheit geistiger Prinzipien (energetisch-informatorische Belastungen unterschiedlicher Genese, z.B. karmische Belastungen durch Schwarze Magie oder durch Eide und Gelübde, miasmatische Belastungen, geistig-seelische Belastungen wie z.B. Schuld) über die morphologischen Manifestationen (Druckverhältnisse in den Arterien).

Einnässen

Anamnese: Ein 6-jähriges Mädchen, das vorher in der Nacht bereits sauber war, beginnt wieder einzunässen. Sie ist darüber hinaus unleidlich und hat Schlafstörungen.

Aurachirurgie: Bei der aurachirurgischen Exploration finden sich die karmischen Belastung des Erhängens, die Patientin beschreibt eindrucksvoll, wie es sowohl bei der Prüfung vor als auch hinter ihren Kopf zu unangenehmen Einschnürungen im Halsbereich kommt. Auf Nachfrage bestätigt das Mädchen, dass es immer wieder unter Halsschmerzen und Halsentzündungen leide. Das karmische Muster der Pfählung oder der Medizinischen Versuche kann ausgeschlossen werden.

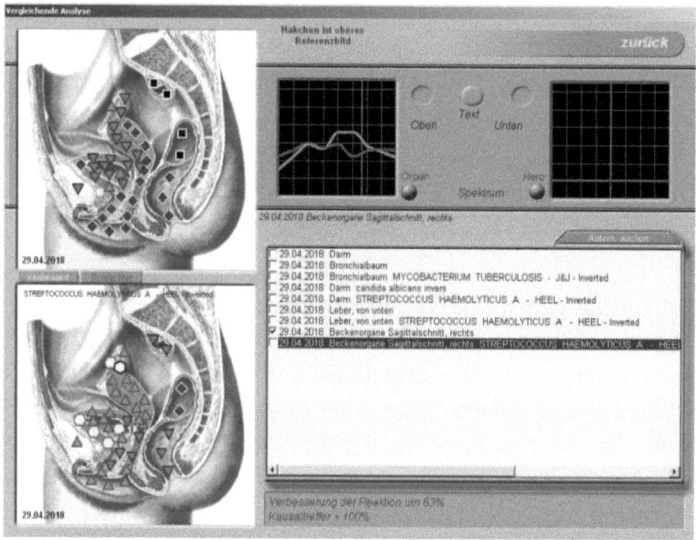

Abb. 65: *Becken Sagittalschnitt: Bei Invertierung von Streptococcus haemolyticus zeigt sich eine Verbesserung des energetischen Befundes um 67%. Die Patientin gibt auf Nachfrage an, immer wieder unter Halsschmerzen zu leiden.*

Bewertung: Ein erneutes Einnässen, nachdem das Kind bereits trocken war, lässt immer an eine bakterielle Infektion der Harnblase denken. In der Regel riecht der Urin streng und das Wasserlassen kann auch schmerzhaft sein. Untersucht man den Urin mikrobiologisch, so finden sich in der Regel auch entsprechende Keime. Eine mikrobiologische Untersuchung kann durch die wesentlich schneller und günstigere Variante der NLS-Analyse ersetzt werden, wie dies im vorliegenden Fall stattfindet. Schnell zeigt sich, dass es Streptokokken sind, die die Harnblase besiedeln, passend zu der von der Patientin geschilderten Problematik der immer wieder auftauchenden Hals- und Mandelentzündungen. Bei entsprechender homöopathischer Ausleitungsbehandlung verschwindet die Symptomatik dann auch schnell, die Kinder beginnen wieder trocken zu werden. Zusätzlich ist noch das karmische Muster der Pfählung sowie der Medizinischen Versuche zu prüfen, denn auch hier kommt es immer wieder zu Problemen in der Harnblase und zu Entleerungsstörungen. Der vorliegende Fall ist deshalb so interessant, weil er eine schlüssige aurachirurgische Kausalitätskette aufzeigt: Das karmische Muster der Erhängung schwächt den Halsbereich der Patientin und prädisponiert für Halsentzündungen durch Streptokokken, die dann geschluckt werden, häufig Magen und Darm besiedeln, vielfach mit entsprechenden Störungen des Mikrobioms mit allen Folgeerscheinungen. Aber auch an anderen Stellen finden sich typischerweise die Streptokokken, insbesondere im Urogenitalbereich. Unterbricht der Aurachirurg die Kausalitätskette, indem er den Strick in der Aura abschneidet, verbessert sich die Situation für den Patienten in allen geschilderten Bereichen. Unter Umständen ist nicht mal eine homöopathische Ausleitungstherapie mehr notwendig, denn in manchen Fällen entledigt sich der Körper der bakteriellen Erreger von selbst im Sinne der Selbstheilungskräfte. Entscheidend ist somit nur, dass der energetisch-informatorische Impulsgeber aurachirurgisch entfernt wird.

Belegte Ohren

Anamnese: 38-jährige Frau kommt in die Behandlung wegen ihrer immer wieder belegten Ohren. Einen klaren Zusammenhang mit der Tageszeit könne sie nicht feststellen, meistens seien die Ohren aber morgens unmittelbar nach dem Aufstehen belegt. Auch einen Tinnitus habe sie schon mehrfach gehabt. Häufig beginnt es zu pfeifen, wenn die Ohren wieder einmal belegt seien.

Aurachirurgie: Bei der aurachirurgischen Exploration findet sich das karmische Muster des Erhängens. Die Patientin gibt an, immer wieder unter Hals- und Kehlkopfentzündungen zu leiden.

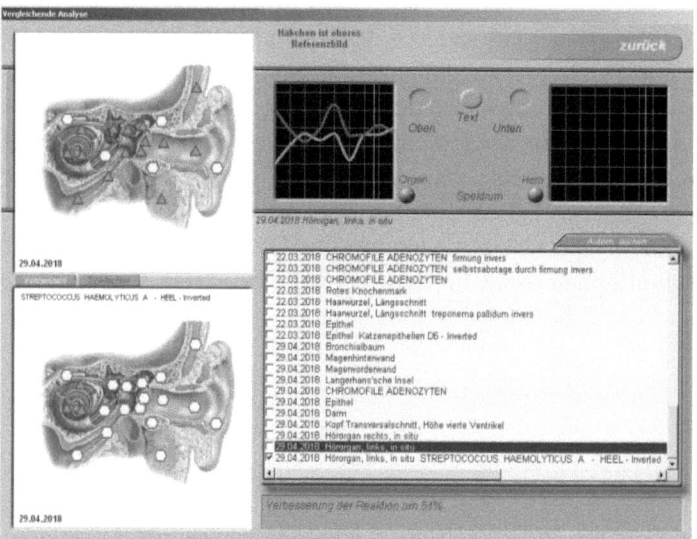

Abb. 66: *Hörorgan links: Bei Invertierung von Streptococcus haemolyticus zeigt sich eine Verbesserung des energetischen Befundes um 51%.*

Bewertung: Der Befund ist insofern auch bemerkenswert, als der oben dargestellte Ausgangsbefund an und für sich gut ist, es finden sich ausschließlich Markierungen der Stufe 2 und 3. Allerdings verbessert sich die energetische Situation erheblich durch Invertierung, so dass dann nur noch Markierungen der Stufe 2 zu finden sind. Das zeigt wieder einmal, dass es in der NLS-Analyse nicht die Absolutwerte sind, auf die sich der Aurachirurg verlassen sollte, sondern immer die Differenzwerte vor und nach Invertierung einer vermuteten Kausalität.

Nierensteine

Anamnese: Die 54-jährige Frau kommt in die Behandlung wegen ihrer immer wieder auftretenden Nierensteine[13]. Einen klaren Zusammenhang mit der Tageszeit könne sie nicht feststellen, meistens seien die Ohren aber morgens unmittelbar nach dem Aufstehen belegt. Auch einen Tinnitus habe sie schon mehrfach gehabt. Häufig beginnt es zu pfeifen, wenn die Ohren wieder einmal belegt seien.

Aurachirurgie: Bei der aurachirurgischen Exploration finden sich mehrere karmische Muster, insbesondere das Muster des Erhängens und des Sklavenjochs.

---

[13] Nierensteine oder Nephrolithen sind Konglomerate von im Urin gelösten Substanzen, die im Bereich von Nierenkelchen und -becken auskristallisieren und dann symptomatisch werden können. Nierensteine führen zur Nephrolithiasis bzw. allgemein zur Urolithiasis. Die Inzidenz von Nierensteinen wird in der Literatur mit etwa 500 pro 100.000 Einwohnern angegeben, die Prävalenz mit etwa 5.000 pro 100.000. Nephrolithen treten besonders in heißen und trockenen Regionen auf. Länder, deren Bevölkerung an Unterernährung leidet, weisen eine deutlich erniedrigte Prävalenz für Nierensteine auf. Männer sind etwa doppelt so häufig von der Erkrankung betroffen wie Frauen, das Durchschnittsalter liegt zwischen 20 und 40 Jahren. Die Entstehung von Nephrolithen ist komplex und von vielen Faktoren abhängig, die je nach Zusammensetzung des Konkrements variieren und bis heute noch nicht in allen Einzelheiten verstanden sind. Auf physikalischer Ebene kommt es zu einer Erhöhung der Konzentration von schwerlöslichen Ionen oder anderen Harnbestandteilen bis zur Überschreitung des sogenannten Löslichkeitsprodukts. Dadurch beginnen diese Substanzen auszufallen und Konglomerate zu bilden, die je nach Größe die ableitenden Harnwege nicht mehr passieren können und sich ablagern. Die Erhöhung dieser Harnbestandteile kann durch eine Vielzahl von Begleitumständen bedingt sein. Neben Exsikkose und Flüssigkeitsmangel kommen hier vor allem Erkrankungen in Frage, die eine erhöhte Harnkonzentration von Metaboliten oder Ionen bedingen, unter anderem Hyperparathyreoidismus, Hyperoxalurien, Gicht oder bestimmte Infektionserkrankungen. Auch eine erhöhte alimentäre Zufuhr kann massiv erhöhte Harnspiegel zur Folge haben. Neuere Forschungen bringen die Entstehung von Nierensteinen auch in Zusammenhang mit so genannten Nanobakterien. Letztere Erkenntnis führt zu energetisch-informatorischen Störung, wie sie in der Aurachirurgie gefunden wird. Viele Nephrolithen bleiben asymptomatisch. Sie werden meist per Zufall im Rahmen der bildgebenden Diagnostik entdeckt. Gelegentlich lässt sich die Ausscheidung von Blutbestandteilen als Mikrohämaturie im Urin nachweisen. Beim Eintritt in die Ureteren kann es abhängig von der Größe der Nephrolithen zur einer Verlegung des Harnleiterlumens kommen. Die Folge ist dann das Auftreten einer Nierenkolik. Neben heftigsten Flankenschmerzen werden häufig eine makroskopisch sichtbare Blutausscheidung (Makrohämaturie) sowie Proteinurien nachgewiesen. Daneben kann es zur Oligurie bis hin zur Anurie kommen. Als Komplikation einer Nierensteinerkrankung ist besonders das Auftreten von Infektionen gefürchtet, die zum Nierenversagen und zur Urosepsis führen können.

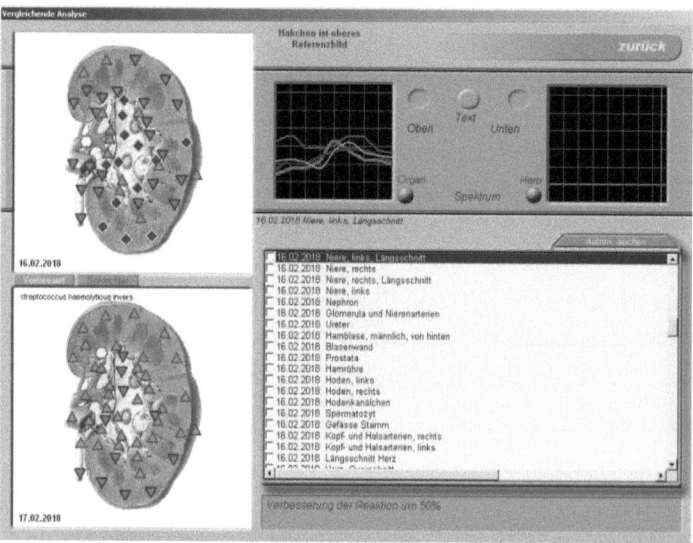

Abb. 67: *Niere links: Deutliche energetische Schwäche in Form von zahlreichen dunklen Markierungen: Bei Invertierung von Streptococcus haemolyticus kommt es zu einer Verbesserung des energetischen Befundes um 50%. Die Patientin berichtet dazu passend von zahlreichen Halsentzündungen und Tonsillitiden in den vergangenen Jahren. Dies steht wiederum in einem Zusammenhang mit dem bei der Patientin gefundenen karmischen Muster des Erhängens. Der in der Aura noch vorhandene Strick führt zu einer energetischen Schwächung im Halsbereich, der Hals wird quasi zum Locus minoris resistentiae, ein Ort der verminderten Abwehrkraft. An solchen Orten nisten sich erfahrungsgemäß Bakterien ein, im Fall des Halses und des Rachens typischerweise Streptokokken vom Typ Streptococcus haemolyticus. In der Abbildung zeigt sich die energetisch-informatorische Störung im gesamten Nierenbereich, insbesondere im Bereich des Nierenbeckens, wo Nierensteine typischerweise wachsen. Letztlich kann man hier die Hypothese formulieren: Die energetisch-informatorische Störung verändert das Milieu innerhalb des Nierenbeckens. Die von der Patientin beschriebene Problematik der morgens belegten Ohren findet hier ebenfalls eine Erklärung: Es handelt sich dort ebenfalls um Streptococcus haemolyticus, der wohl in mehreren Kompartimenten des Körpers vorhanden ist und dort entsprechende Symptome verursacht.*

Bewertung: Aus der aurachirurgischen Erfahrung ergibt sich, dass Nierensteine nicht von sich aus entstehen, sondern dass es einen energetisch-informatorischen Trigger benötigt, der das Milieu innerhalb des Nierenbeckens so verändert, dass überhaupt Substanzen agglutinieren und entsprechend zu Nierensteine werden. Solche energetisch-informatorischen Trigger können sowohl miasmatischer (Bakterien, Viren, Protozoen) oder auch karmischer (medizinische Versuche) Natur sein. Entfernt der Aurachirurg diese energetisch-informatorischen Trigger mit den geeigneten Maßnahmen, dann verschwindet der Impuls und es kommt in vielen Fällen zu keinen erneuten Nierensteinbildungen. Dieser Ansatz steht im Gegensatz zu der heute in der Schulmedizin geltenden Lehrmeinung, man könne nur durch diätetische Maßnahmen die Bildung neuer Nierensteine nach Möglichkeit verhindern. Die Aurachirurgie zeigt, dass die energetisch-informatorische Ebene die physiko-chemische Ebene steuert und dominiert.

Haarausfall

Anamnese: Die 43-jährige Patientin kommt in die Behandlung wegen ihres massiven Haarausfalls. Die als Alopecia areata[14] diagnostizierte Störung sei mit zwei Jahren erstmals aufgetreten, nach einem Jahr seien die Haare jedoch wieder gekommen. Mit 15 Jahren seien dann alle Haare ausgefallen und seitdem auch nicht mehr erschienen. Augenbrauen und Wimpern seien teilweise auch befallen, die Scham- und Achselbehaarung seien erhalten. Der Besuch in der dermatologischen Klinik der LMU München habe die Gewissheit gebracht. Der damalige Chef der Klinik habe einige Haare ausgezupft, im Mikroskop untersucht und dann gemeint, die Haare kämen mit Sicherheit nicht mehr wieder. Das habe sie all die Jahre psychisch erheblich belastet.

Aurachirurgie: In der aurachirurgischen Exploration zeigt sich eine 184 cm große, sehr kräftig gebaute Person, in ihrer Statur und ihrer Physiognomie an einen Mann erinnernd. In der Prüfung auf karmische Muster zeigt sich indes keine Resonanz, wohl bedingt durch das Schweigegelübde, das in der Folge noch erläutert wird. An den Nägeln finden sich keine Veränderungen, insbesondere keine Tüpfelnägel, wie sie im Zusammenhang mit der Alopecia areata vorkommen können. Die Kopfhaut ist mit weißen flaumartigen kurzen weißen Haaren bewachsen, dieser Zustand besteht so in etwa seit vielen Jahren.

---

[14] Die Alopecia areata ist ein akut einsetzender, entzündlich bedingter Haarausfall ohne Vernarbung der Haarfollikel, der sich meist in umschriebenen, kreisrunden bis ovalen Bereichen der Kopfhaut manifestiert. Die Ursachen der Alopecia areata sind nicht völlig geklärt. Es wird jedoch allgemein angenommen, dass es sich um eine Autoimmunerkrankung handelt. Dabei kommt es jedoch nicht zu einer Zerstörung der Haarfollikel, sondern es wird lediglich die Faserbildung unterdrückt. Genetische Ursachen scheinen eine Rolle zu spielen, allerdings gibt es keinen klaren Erbgang. Der Ausbruch der Erkrankung kann durch zusätzliche Auslöser getriggert werden, z.B.: Stress, Traumen, Infektionen, Allergien, Schwangerschaft, Medikamente, lokale Verletzungen der Kopfhaut. Das klinische Bild der Alopecia areata kann sehr vielseitig sein. Initial entwickelt sich - meist innerhalb kurzer Zeit - ein 1-2 cm durchmessender, haarloser Fleck. Der Haarausfall kann von einem diskreten Jucken der Haut begleitet sein. Mit Abstand am häufigsten ist die Kopfhaut betroffen. Bei der Mehrzahl der Patienten (ca. 65%) sind die Symptome auf 1-2 Stellen der Kopfhaut beschränkt. Andere Patienten zeigen einen stärkeren Befall mit multiplen haarlosen Patches, die konfluieren können. Mitunter nimmt die Alopecia araeta auch die Form eines diffusen Haarausfalls (Alopecia diffusa) an, der vom Aspekt her schwer von anderen Formen der Alopezie abzugrenzen ist. Sonderformen sind ein isolierter Verlust der Augenbrauen oder Wimpern. Die Krankheit kann zum Verlust der gesamten Kopfbehaarung (Alopecia totalis), in Einzelfällen sogar der gesamten Körperbehaarung (Alopecia universalis) führen. Neben dem Haarausfall können bei rund einem Viertel der Patienten auch Veränderungen der Nägel, sogenannte Tüpfelnägel beobachtet werden.

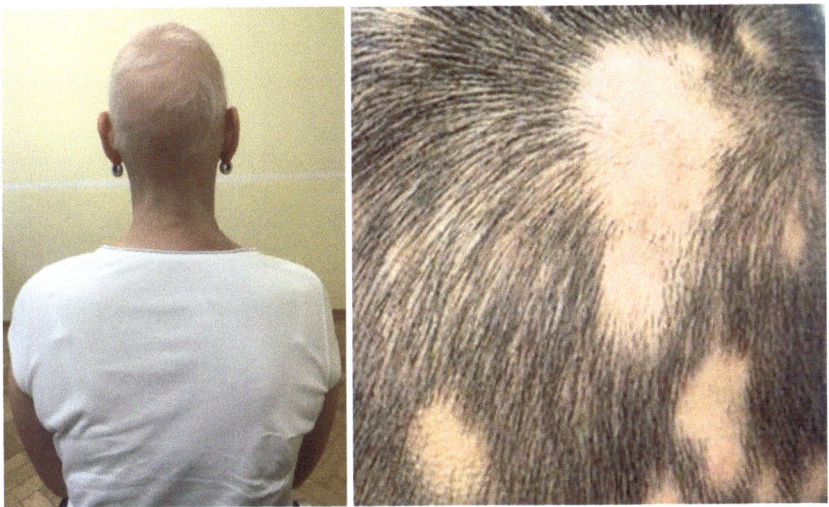

Abb. 68: *Ansicht der Patientin (links), Alopecia areata exemplarisch (rechts).*

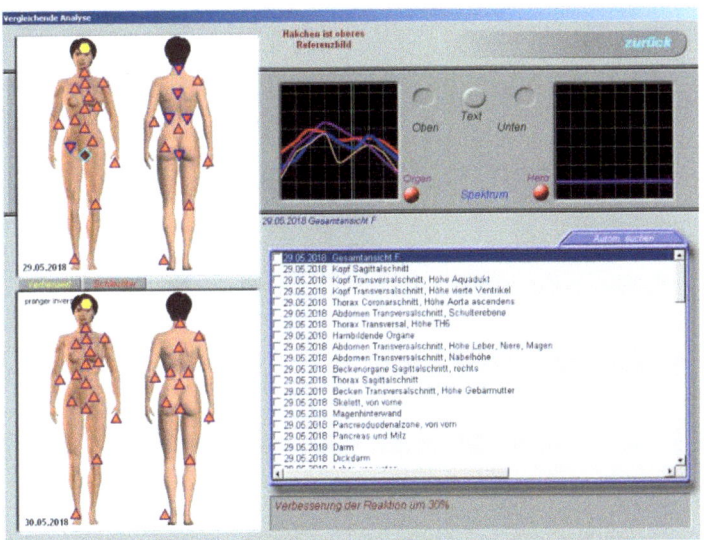

Abb. 69: *Gesamtansicht: Beeindruckend sind die energetischen Störungen am Rücken der Patientin, verursacht durch das karmische Muster des Prangers. Die Patientin stand im Vorleben am Pranger, mit dem Pfahl im Rücken, mit nach hinten gebundenen Händen. Die energetischen Störungen finden sich am Rücken. Bemerkenswert ist die dunkle Markierung im Genitalbereich, die durch Invertierung verschwindet. Nach Invertierung von Pranger im Vorleben kommt es zu einer Verbesserung des energetischen Befundes um 30%.*

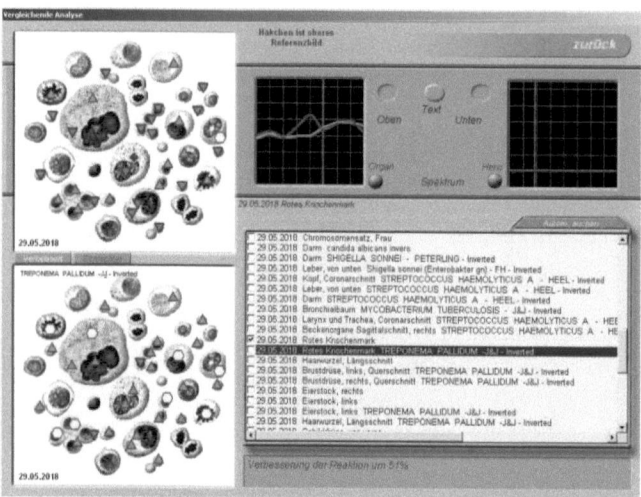

Abb. 70: *Rotes Knochenmark: Energetische Störung, bei Invertierung von Treponema pallidum kommt es zu einer Verbesserung des energetischen Befundes um 51%. Psychische Störungen, vermehrte Unfallneigung oder gar maligne Tumorerkrankungen sind nicht bekannt.*

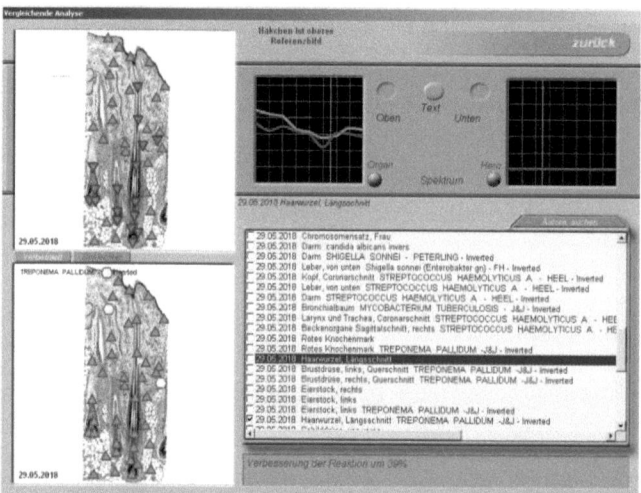

Abb. 71: *Haarwurzel Längsschnitt: Hier zeigt sich eine energetische Schwäche im Bereich der Haarfollikel mit zahlreichen nach unten gerichteten Dreiecken (Stufe 4), bei Invertierung von Treponema pallidum richten sich all diese Dreiecke auf und zeigen nach oben, gewinnen also eine ganze Note, der energetische Gesamtbefund verbessert sich um 39%.*

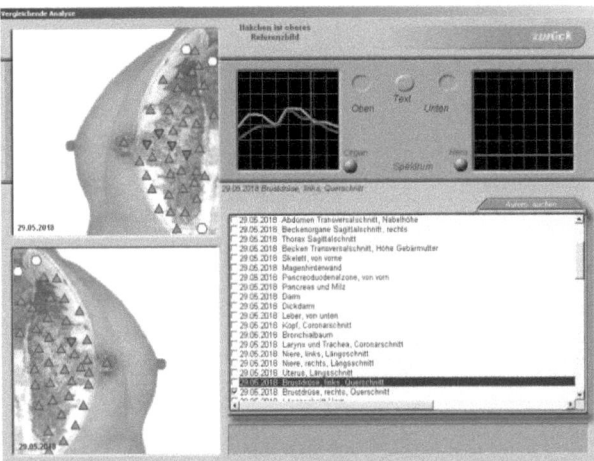

Abb. 72: *Brustdrüsen im Seitenvergleich: Nachdem das Miasma von Treponema pallidum maligne Tumoren induzieren kann, werden im folgenden die Brustdrüsen untersucht. Auf der rechten Brust sei vor vier Jahren ein Fibroadenom diagnostiziert worden. In der NLS-Analyse zeigen sich beidseits Dreiecke nach unten als Zeichen energetischer Schwächen, auf der linken Seite etwas ausgeprägter als auf der rechten Seite, d.h. nicht übereinstimmend mit dem morphologischen Befund des Fibroadenoms. Allerdings sind solche energetischen Befund als morphologische Suchkriterien nicht geeignet, wie dies aus aurachirurgischer Erfahren lange bekannt ist.*

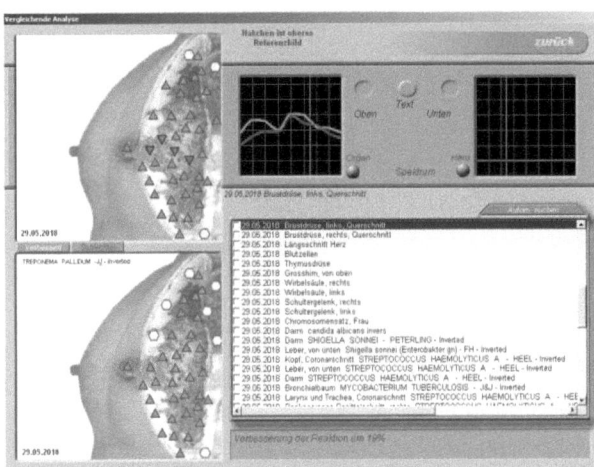

Abb. 73: *Brustdrüse links: Bei Invertierung von Treponema pallidum kommt es zu einer Verbesserung des energetischen Befundes um 19%.*

73

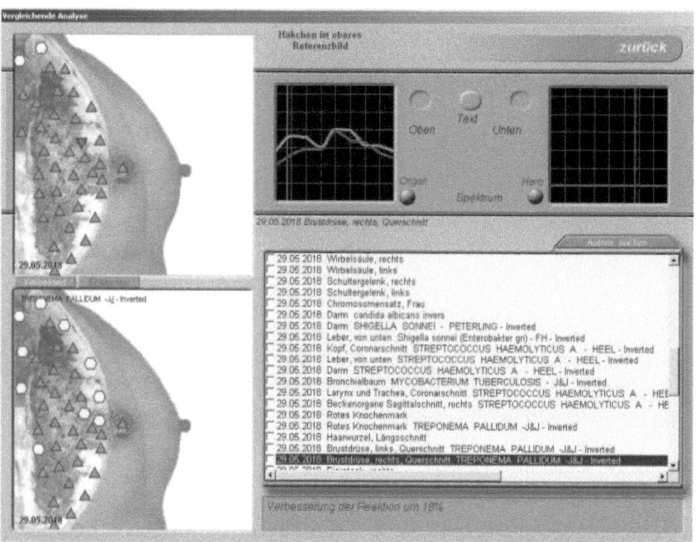

Abb. 74: *Brustdrüse rechts: Bei Invertierung von Treponema pallidum kommt es zu einer Verbesserung des energetischen Befundes um 18%.*

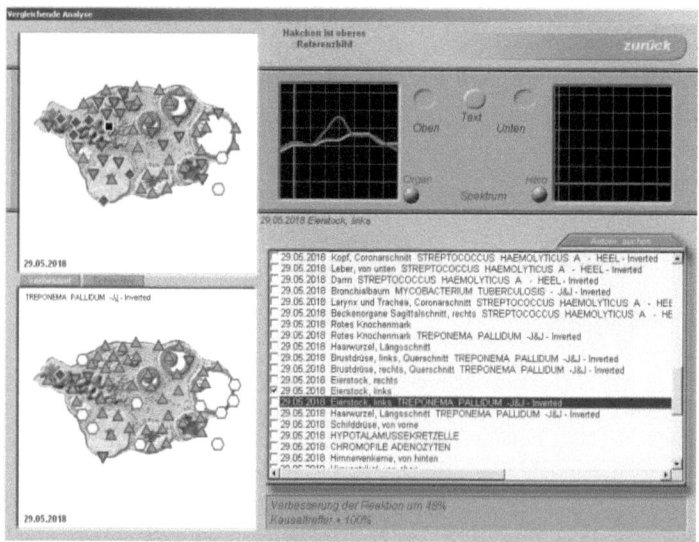

Abb. 75: *Eierstock links: Energetische Störung, bei Invertierung von Treponema pallidum kommt es zu einer Verbesserung des energetischen Befundes um 48%. Das bedeutet: Angesichts der energetisch-informatorischen Belastung durch Treponema pallidum besteht eine Disposition zur Ausbildung einer malignen Tumorbildung, die durch Löschung der Information gebannt werden kann.*

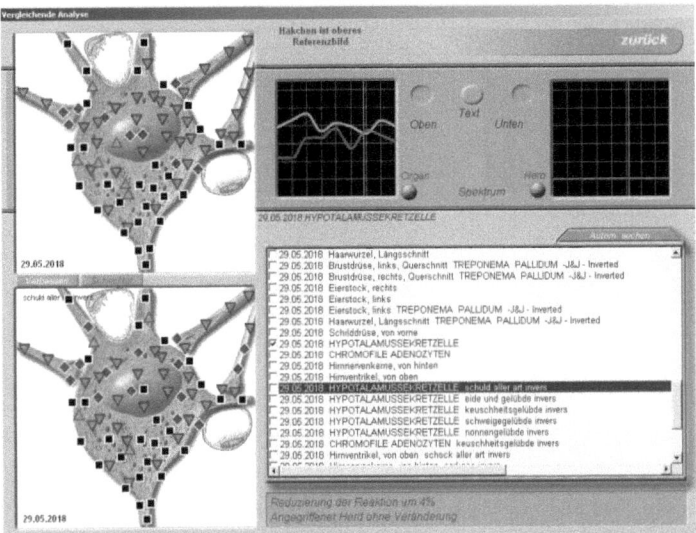

Abb. 76: *Hypothalamussekretzelle: Schwere energetische Belastung, bei Invertierung von „Schuld aller Art" kommt es zu einer Verbesserung des energetischen Befundes um nur 4%, somit besteht keine energetisch-informatorische Belastung durch Schuld.*

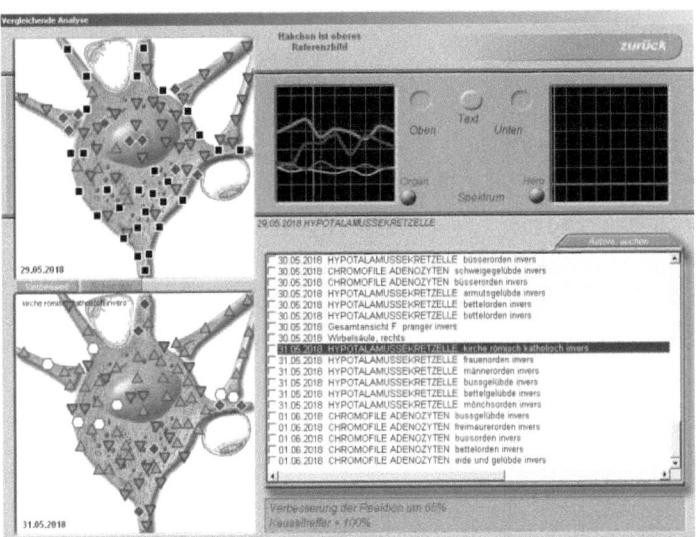

Abb. 77: *Hypothalamussekretzelle: Bei Invertierung von „Kirche römisch katholisch" kommt es zu einer Verbesserung des energetischen Befundes um 65%, damit ist die Zugehörigkeit zur Konfession kausal bewiesen..*

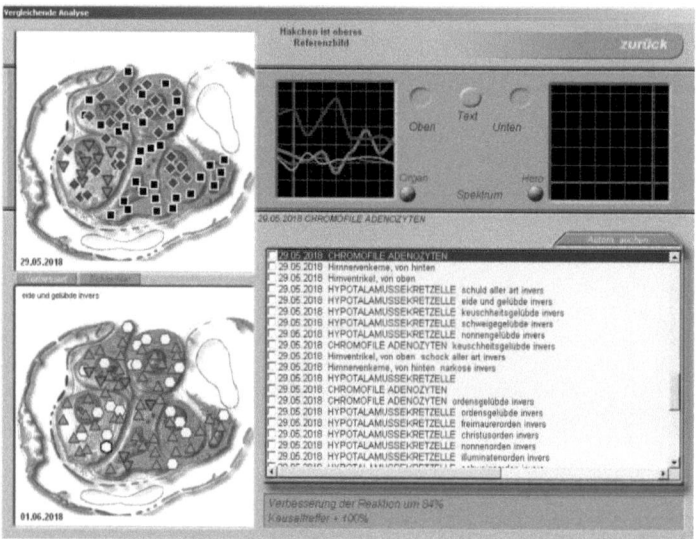

Abb. 78: *Chromophile Adenozyten: Bei Invertierung von „Eide und Gelübde"*
kommt es zu einer Verbesserung des energetischen Befundes um 84%, d.h. hier
liegt offensichtlich eine schwere Belastung durch Eide und Gelübde vor.

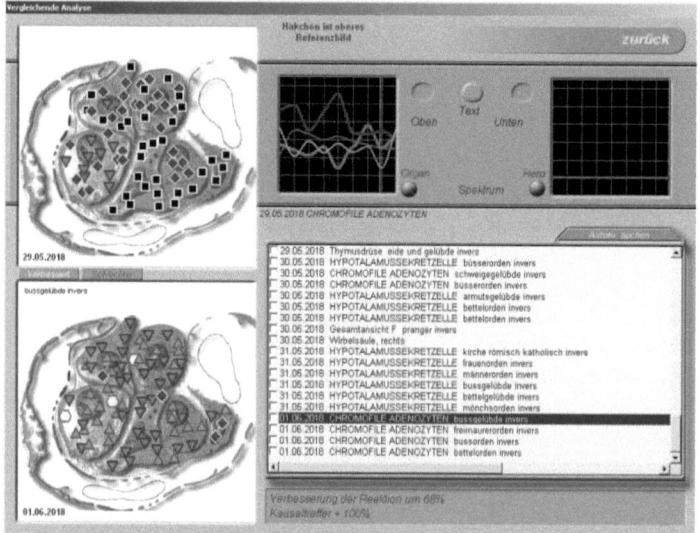

Abb. 79: *Chromophile Adenozyten: Bei Invertierung von Bußgelübde kommt es*
zu einer Verbesserung des energetischen Befundes um 68% bei einer Kausa-
litätstrefferquote von 100%.

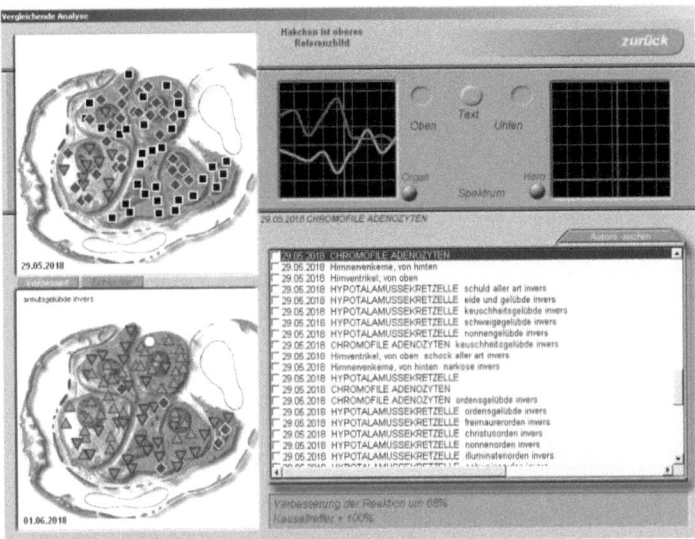

Abb. 80: Chromophile Adenozyten: Bei Invertierung von Armutsgelübde kommt es zu einer Verbesserung des energetischen Befundes um 68% bei einer Kausalitätstrefferquote von 100%.

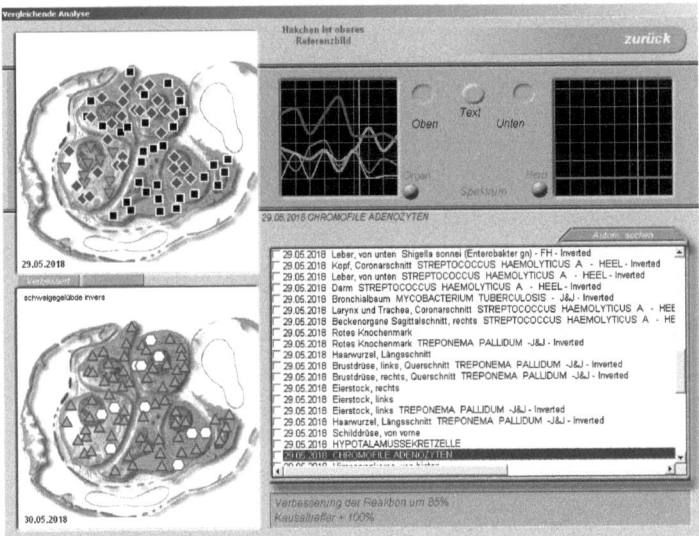

Abb. 81: Chromophile Adenozyten: Bei Invertierung von Schweigegelübde kommt es zu einer Verbesserung des energetischen Befundes um 85%.

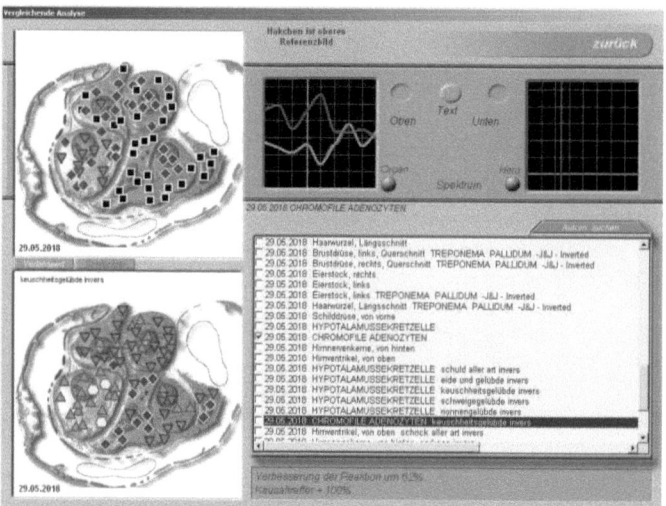

Abb. 82: *Chromophile Adenozyten: Bei Invertierung von Keuschheitsgelübde kommt es zu einer Verbesserung des energetischen Befundes um 62%. Die Patientin gibt an, davon in ihrem Privatleben nichts zu merken, sie sei seit Jahren in einer glücklichen Beziehung, habe aber keine Kinder.*

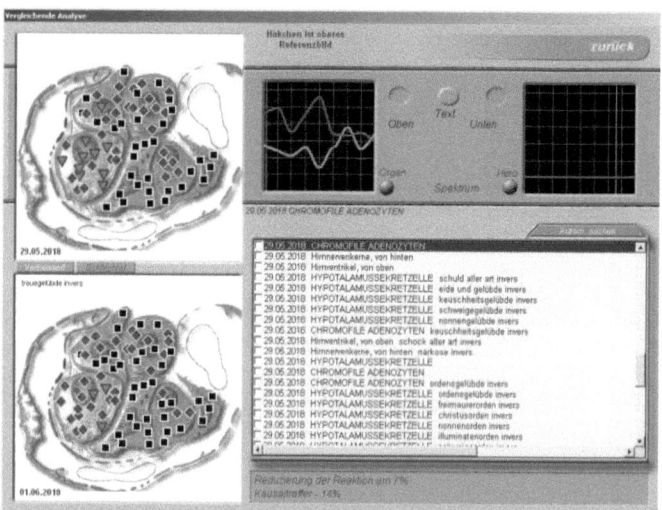

Abb. 83: *Chromophile Adenozyten: Bei Invertierung von Treuegelübde kommt es eigenartigerweise nicht zu einer Verbesserung des energetischen Befundes, sondern zu einer Reduzierung der Reaktion um 7%. Das ist ungewöhnlich und wird später noch diskutiert.*

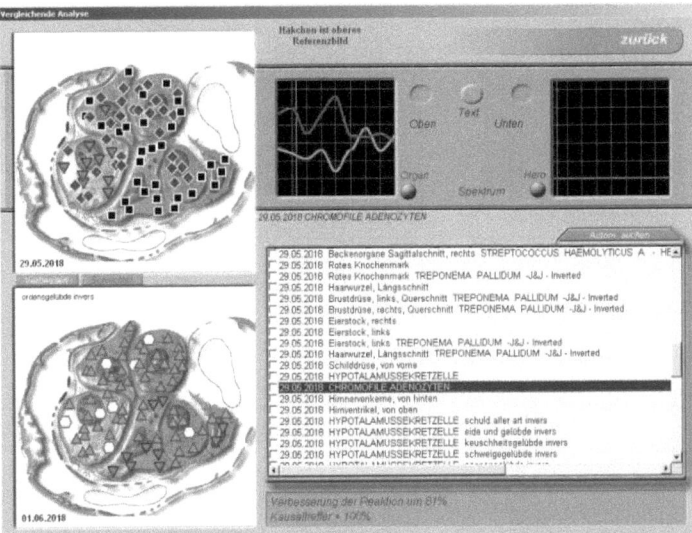

Abb. 84: *Chromophile Adenozyten: Bei Invertierung von Ordensgelübde kommt es zu einer Verbesserung des energetischen Befundes um 81%. Ganz offensichtlich besteht die Zugehörigkeit zu einem Orden.*

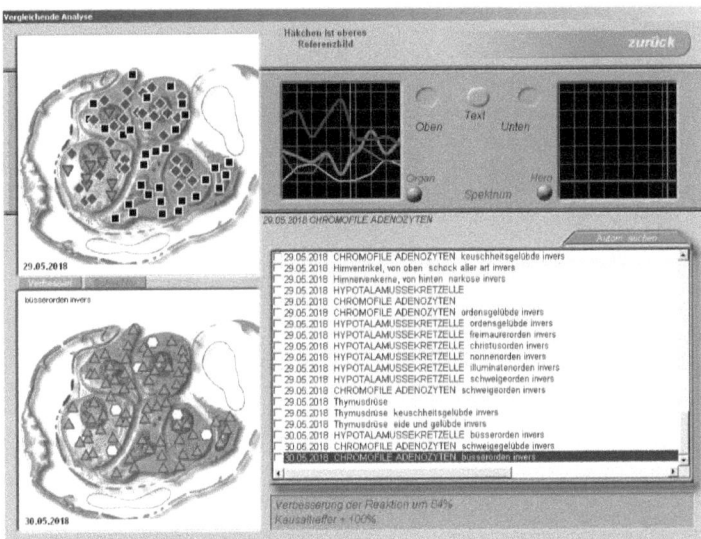

Abb. 85: *Chromophile Adenozyten: Auch hier zeigt sich der Bußorden in beeindruckender Weise: Bei Invertierung von Bußorden kommt es zu einer Verbesserung des energetischen Befundes um 84% bei einer Kausalitätstrefferquote von 100%.*

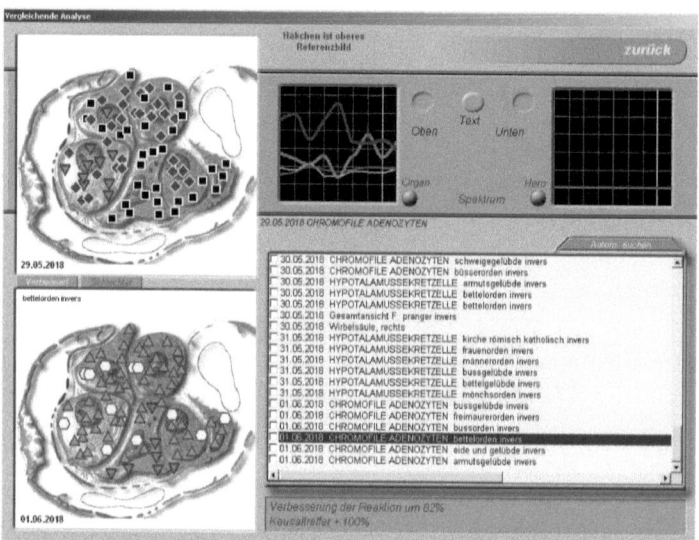

Abb. 86: *Chromophile Adenozyten: Bei Invertierung von Bettelorden kommt es zu einer Verbesserung des energetischen Befundes um 82% bei einer Kausalitätstrefferquote von 100%, wiederum ein eindeutiges Ergebnis.*

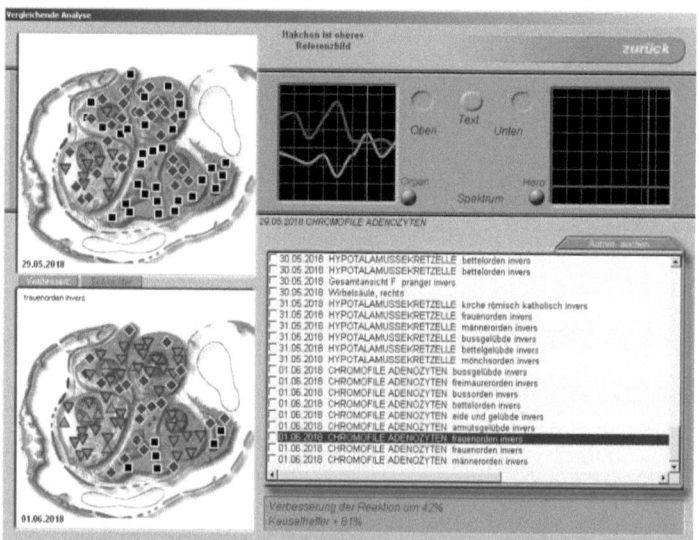

Abb. 87: *Chromophile Adenozyten: Bei Invertierung von Frauenorden zeigt eine Verbesserung des energetischen Befundes um „nur" 42%, weshalb der Verdacht naheliegt, dass es sich um einen Männerorden handeln könnte.*

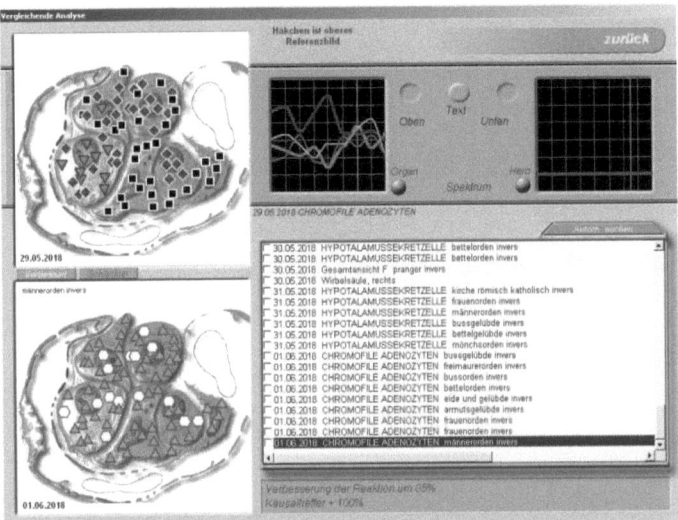

Abb. 88: Chromophile Adenozyten: Bei Invertierung von „Männerorden" kommt es tatsächlich zu einer Verbesserung des energetischen Befundes um 85%.

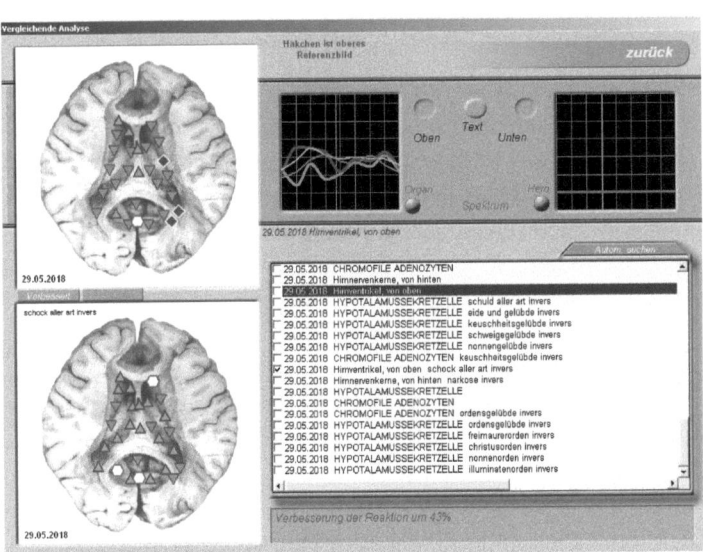

Abb. 89: Hirnventrikel: Bei Invertierung von Schock aller Art kommt es zu einer Verbesserung des energetischen Befundes um 43%. Die Patientin berichtet, dass sie eine sehr gewalttätige Kindheit erlebt habe, mit einem Vater, der alle Familienmitglieder schlug und misshandelte.

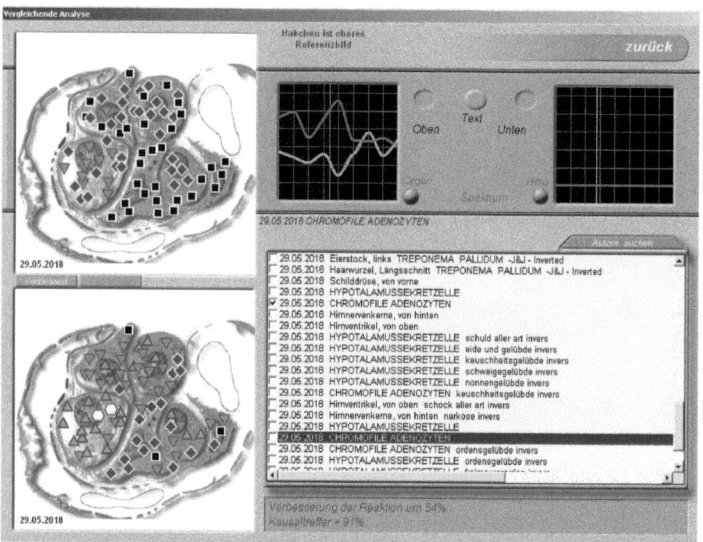

Abb. 90: *Chromophile Adenozyten: Nach Durchführung der Auflösungsprozedur mit Urkunde und Auflösungsspruch (siehe Lehrbuch der Aurachirurgie) zeigt sich in der Nachmessung ein um 54% deutlich verbesserter energetischer Befund, allerdings finden sich nach wie vor zahlreiche dunkle Markierungen als Zeichen, dass die Auflösung noch nicht vollständig erfolgt ist.*

Bewertung: Ein höchst bemerkenswerter Fall, der in dieser Komplexität nur selten vorkommt. Die Patientin war in einem früheren Leben wohl ein Mönch in einem katholischen Buß- und Bettelorden[15], verbunden mit einem Buß-, Bettel-, Armuts-, Keuschheits- und Schweigegelübde. Somit hat die Patientin einen Geschlechtswechsel vorgenommen, in einem früheren Leben ein Mann, in der jetzigen Inkarnation eine Frau. Das entspricht der obigen Schilderung einer 184 cm großen, sehr maskulin wirkenden Person mit breiten Schultern und muskulösen Oberarmen. Auch die Gesichtszüge sind für eine Frau ganz ungewöhnlich lang und kantig, weshalb im Lauf des Gesprächs für mich immer wieder der Eindruck entsteht, ich hätte es mit einem Mann und nicht mit einer Frau zu tun. Bemerkenswert ist das Fehlen eines Treuegelübdes, was in diesem Zusammenhang eigentlich zu erwarten wäre. Wenn Armuts-, Keuschheits- und Schweigegelübde vorliegen, findet sich in der Regel auch ein ausgeprägtes Treuegelübde. Dieser Umstand mag damit zusammenhängen, dass der Mönch damals inner-

---

[15] Bußorden, im Allgemeinen alle Mönchs- und Klosterfrauenorden, aber besonders jene Vereine mit feierlichen oder einfachen Gelübden, die nach bestimmten Regeln lebend, betend, gute Werke übend begangene Sünden abzubüßen und vor künftigen Sünden sich zu bewahren trachten.

lich unter Umständen keine Treue schwören wollte, was ihn an den Pranger brachte. Das ist zunächst reine Spekulation, jedoch sind das Fehlen eines Treuegelübdes sowie das Vorhandensein des karmischen Belastung durch den Pranger doch sehr bemerkenswert und in sich durchaus stimmig.

In der Literatur wird beschrieben, welche Riten und Bräuche in Buß- und Bettelorden üblich sind. Bei der Weihe von Klerikern schneidet der Bischof an fünf Stellen Haarbüschel ab als Zeichen des Verzichts auf Eitelkeit. Dieses stellenweise und somit nicht vollständige Abschneiden der Haare erinnert in beeindruckender Weise an die Alopecia areata, die eben dadurch gekennzeichnet ist, dass sie nur an bestimmten Stellen auftritt und keineswegs den ganzen Kopf betrifft. Das Keuschheitsgelübde dient dazu, dass sich die Person nach außen hin unattraktiv macht, um sich damit einer sexuellen Attraktivität zu entziehen. Der Umstand, dass die Patientin seit Jahren in eine glücklichen Beziehung lebt, hat damit nichts zu tun. Vielmehr handelt es sich um ein deutlich tiefer liegendes seelisches Muster, das im Unterbewusstsein der Patientin schwelt und, nachdem es sich nicht anders nach außen ausdrücken kann, über den Haarausfall körperlich äußert.

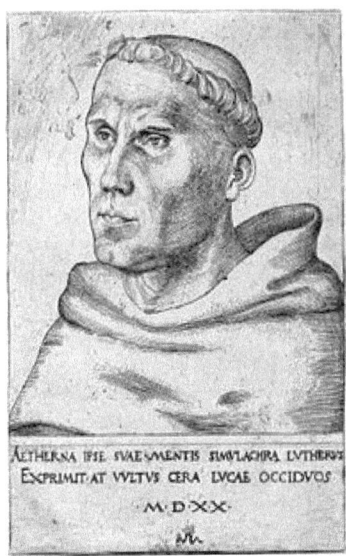 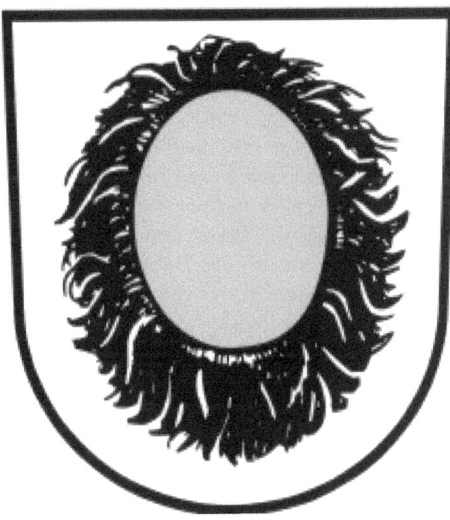

Abb. 91: Martin Luther mit römischer Tonsur links, Wappen von Pfaffenhofen in Baden-Würtemberg rechts.

Im weiteren Verlauf wird bei der Patientin aus der Alopecia areata eine vollständige Glatzenbildung. Ganz offensichtlich handelt es sich dabei um eine Tonsur[16] in einem Buß- und Bettelorden. Bemerkenswert ist die Kombination aus Buß- und Bettelorden mit der miasmatischen Belastung durch Treponema pallidum, die sich nicht nur im Roten Knochenmark, sondern auch direkt auf den Haarfollikeln als miasmatische Ursache des Haarausfalls findet. Aus der Homöopathie ist bekannt, dass syphilitische Typen durch schwere Kahlköpfigkeit gekennzeichnet sind. Unter Umständen bezieht sich die Buße auf eine Infektion an der Syphilis im vorangegangenen Leben. Die schulmedizinischen Aspekte Autoimmunentzündung oder Triggerung durch externe Faktoren und Belastun-

---

[16] Die Tonsur (lat. tonsura „Scheren“, von tondere „scheren“) ist die vollständige oder teilweise Entfernung des Kopfhaares aus religiösen Gründen bzw. die daraus entstandene Frisur. Sie ist aus verschiedenen Religionen wie Christentum, Buddhismus oder Hinduismus bekannt. Auch in der altägyptischen Religion gab es Priester mit Tonsur. Bei katholischen Klerikern war es üblich, eine größere oder kleinere Fläche der Kopfhaut so zu rasieren, dass ein Haarkranz übrigblieb. Die ursprüngliche Bedeutung der Tonsur ist ungeklärt. Büßende ließen sich schon früh das Haupt kahl scheren. Insofern lässt sich die Tonsur als Zeichen der gänzlichen Hinwendung zu Gott im geweihten Leben deuten. Eine entgegengesetzte Position lässt sich im orthodoxen Judentum erkennen, das Angehörigen der Priesterschaft Aarons jegliche Kopfhaarentfernung verbietet. Von den Büßern und Eremiten übernahmen die ersten Mönche diese Sitte und von diesen ging sie im 6. Jahrhundert auf alle christlichen Geistlichen über, denen sie 633 auf der vierten Synode zu Toledo gesetzlich vorgeschrieben wurde. Man unterschied ein kahlgeschorenes Vorderhaupt, als sogenannte „Tonsur des Apostels Paulus“ von der kreisförmigen Platte auf dem Scheitel, der sogenannten „Tonsur des Apostels Petrus“. Erstere war in der griechischen Kirche sowie in etwas anderer Form als sogenannte „Tonsur des Apostels Jakobus“ bei den Briten und Iren üblich, die zweite bei Priestern und Mönchen der abendländischen Kirche. Die eben erst in den geistlichen Stand Eingetretenen trugen sie im Umfang einer kleineren Münze, die Priester im Umfang einer Hostie, die Bischöfe noch größer, und beim Papst blieb nur ein schmaler Kreis von Haaren über der Stirn stehen. Das Abscheren ging der Weihe voran und wurde wöchentlich oder vor jedem hohen Fest wiederholt. Die Ausführung war bei den Orden recht unterschiedlich. Die Kartäuser ließen nur einen schmalen Haarstreifen waagerecht über den Ohren und damit stirnseitig offen stehen, sonst wurde der Kopf glatt rasiert. Andere Mönchsorden wie z. B. die Zisterzienser der Mehrerauer Kongregation begnügten sich mit der Schur des Kopfhaares. Der Haarstreifen wurde etwas schräg aufwärts nach vorne angelegt, so dass noch über der Stirn Haare stehen blieben. Es entstand annähernd ein Haarkranz. Die Benediktiner der Beuroner Kongregation zogen waagerecht über den Ohren in das geschorene Haupthaar zwei parallele bis auf die Haut eingeschnittene und nur millimeterbreite Streifen. Bei den Franziskanern und Kapuzinern beließ man einen breiteren stirnan geführten Haarkranz. Oft gab es spezielle Friseure, die von Kloster zu Kloster zogen, um den Mönchen die Tonsur neu zu schneiden. Auch gab es spezielle Mützen, die nur den kahlen Teil des Kopfes bedeckten, um die Mönche vor Zugluft zu schützen. Meistens wurde einfach ein Ledergurt angelegt und beiderseits geschoren oder rasiert. Mit Wirkung zum 1. Januar 1973 wurde im Bereich der katholischen Kirche die Tonsur durch Papst Paul VI. abgeschafft. In einigen altrituellen lateinischen Gemeinschaften, wie etwa der französischen Benediktinerabtei Sainte-Madeleine du Barroux, Kloster Bellaigue und der Abtei der Piusbruderschaft Kloster Reichenstein, wird sie weiter geübt. Auch in der Orthodoxie ist die Tonsur weiterhin Aufnahmeritus in den ersten sowie jeden weiteren Grad des Mönchtums.

gen stellen keinen Widerspruch dar, sondern beschreiben letztlich nur das „Wie", nicht aber das „Warum" der Erkrankung. Auch die Vererbbarkeit ist kein Widerspruch, denn von karmischen Mustern ist durchaus bekannt, dass sie epigenetisch über Generationen hinweg vererbt werden können. Karmische Belastungen der Schwarzen Magie finden sich nicht oder werden auf Grund des bestehenden Schweigegelübdes unter Umständen in der aurachirurgischen Resonanzanalyse nicht gespürt.

Die karmische Belastung durch den Pranger wird gelöst, indem die Patientin symbolisch vom Pranger genommen und die Hand- und Fußfesseln aufgeschnitten werden. Dies empfindet die Patientin als große Erleichterung, sie hat das Gefühl, ihre Arme und Beine seit langem wieder frei bewegen zu können. Die weitere Therapie erfolgt durch Verordnung von homöopathischen Globuli, die mit der invertierten Information von Miasma Treponema pallidum bespielt sind. Das Ziel besteht hier in der Auslöschung der belastenden Information des Syphiliserregers, nachdem die Belastung in der NLS-Analyse eindeutig an den Haarfollikeln und im Roten Knochenmark nachgewiesen werden kann. Zusätzlich wird die invertierte Information für Schock aller Art auf die Globuli mit aufgespielt, um die energetische Belastung an den Hirnventrikeln zu mindern. Die Trennung vom gewalttätigen Vater, dessen seinerzeitiges Verhalten durch die Patientin in entschuldigender Weise beschrieben wird (der Vater sei damals in seiner Führungsposition schlicht überfordert gewesen und habe die aufgestaute Aggression auf die Familie übertragen), mag eine zusätzlich Rolle spielen. Außerdem wird die aurachirurgische Auflösungsprozedur mit Urkunde und Spruch durchgeführt, Einzelheiten hierzu im Lehrbuch der Aurachirurgie. In der sich anschließenden Nachmessung zeigt sich ein deutlich verbesserter energetischer Befund auf den chromophilen Adenozyten, allerdings finden sich nach wie vor zahlreiche dunkle Markierungen als Zeichen, dass die Auflösung noch nicht vollständig erfolgt ist. Entsprechend wird eine zweite Auflösungsprozedur durchgeführt, diesmal mit einem wiederum deutlich verbesserten Ergebnis. Die Tatsache, dass es mehrere Auflösungen braucht, deutet darauf hin, dass hier ein sehr tiefes seelisches Belastungsmuster vorliegt, unter Umständen gar eine identische Belastung über mehrere Inkarnationsstufen.

In der Folge beginnen die Haare tatsächlich wieder zu wachsen. Welches Endergebnis erreicht werden kann, bleibt an dieser Stelle noch offen.

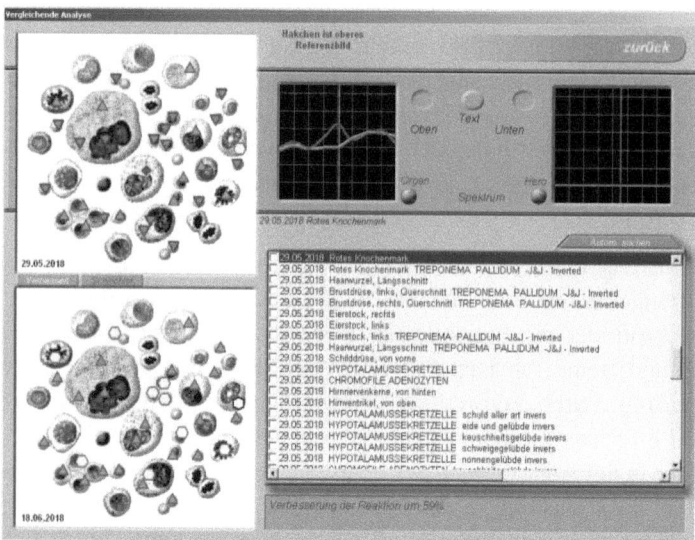

Abb. 92: Chromophile Adenozyten: Nachmessung nach 3 Wochen mit einer Verbesserung des energetischen Befundes um 59%.

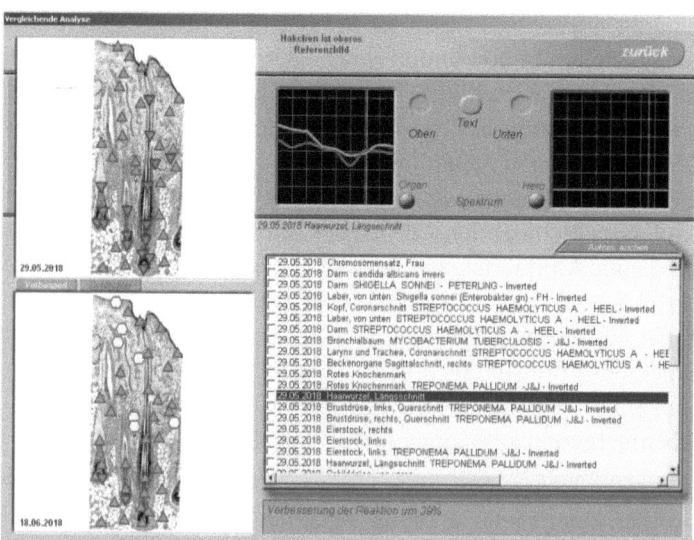

Abb. 93: Haarwurzel: Nachmessung nach 3 Wochen mit einer Verbesserung des energetischen Befundes um 39%. Bei erneuter Invertierung von Treponema pallidum kommt es zu einer Verschlechterung des energetischen Befundes, was bedeutet, dass kein weiteres Optimierungspotenzial mehr vorhanden und die Behandlung abgeschlossen ist.

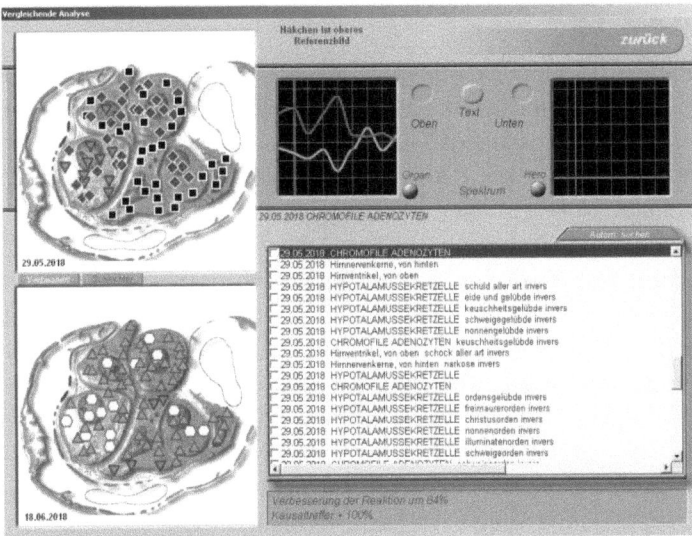

Abb. 94: *Chromophile Adenozyten: Nachmessung nach 3 Wochen mit einer Verbesserung des energetischen Befundes um 84%. Die Patientin beschreibt sich als psychisch stabilisiert und hinsichtlich der weiteren Entwicklung zuversichtlich.*

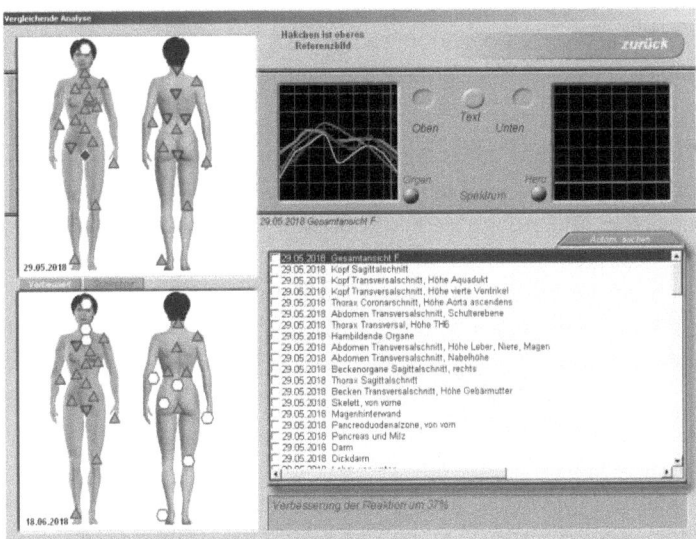

Abb. 95: *Gesamtansicht: Nachmessung nach 3 Wochen mit einer Verbesserung des energetischen Befundes um 37%, von den vormaligen Pfählungsmalen am Rücken ist nicht mehr zu sehen.*

Schwellung am After

Anamnese: Der Patient, 46 Jahre alt, kommt in die Behandlung und fällt bereits beim Aufrufen im Wartezimmer durch sein eigentümliches Verhalten auf. Zunächst blickt er mich mit weit aufgerissenen Augen an, dann steht er zögernd auf, nähert sich zur Begrüßung, um dann erst nach mehrmaliger Aufforderung ins Behandlungszimmer zu folgen. Auf dem Weg ins Behandlungszimmer fällt ihm ein, dass er die Wartezimmerzeitschrift versehentlich mitgenommen hat, weswegen er umdreht und die Zeitschrift im Wartezimmer wieder ablegt. Es dauert eine ganze Zeit, bis der Patient schließlich vor meinem Arbeitstisch zu sitzen kommt. Auf die Frage, warum er in die Praxis gekommen sei, schaut mich der Patient wieder mit großen Augen verwundert an, so als habe er mit dieser Frage überhaupt nicht gerechnet. Erst nach mehreren Anläufen gelingt es dem Patienten schließlich den Grund seines Kommens zu erläutern. Er leide seit einigen Monaten unter einer Schwellung am After, das habe er mit dem Spiegel sehen können. Die Schwellunge würde wachsen, wenngleich nur sehr langsam. Aus Angst vor einer unangenehmen Diagnose wolle er sich das nicht von einem Proktologen anschauen lassen, sondern möchte das Problem vielmehr aurachirurgisch gelöst bekommen. Beruflich habe er schon viel gemacht, ganz unterschiedliche Dinge, aber jeweils niemals länger. Eine Zeit lang habe er für ein holzverarbeitendes Unternehmen gearbeitet, habe dann aber einen schweren Arbeitsunfall gehabt, sei von einem Holztransportlift 15 Meter in die Tiefe gefallen und habe sich dabei schwer verletzt: Beckenfraktur, Oberschenkelfraktur und Sprungsgelenksfraktur.

Aurachirurgie: Der Patient wirkt etwas ärmlich und sehr verschlossen. Auf Fragen reagiert er nur verhalten und vielfach unvollständig in der Aussage, mit zunehmender Sitzungsdauer aber mit größerem Vertrauen zu mir zunehmend klarer und auch zügiger. Nachdem die ersten Prüfungen auf karmische Muster kein Ergebnis liefern, kommt mir der Verdacht, dass der Patient unter einem Schweigegelübde leiden könnte, was in der Folge geprüft wird. Allerdings zeigt sich sowohl in der kinesiologischen Testung als auch in der NLS-Analyse, dass kein Schweigegelübde vorliegt, weshalb mit der Testung auf karmische Muster fortgefahren wird. Zunächst findet sich in der aurachirurgischen Exploration das karmische Muster des Sklavenjochs, das erfolgreich aufgelöst werden kann. Auffällig ist das karmische Muster der Schwarzen Magie, das in deutlicher Weise imponiert. Insbesondere beim Zug am virtuellen Draht zwischen den Beinen geht der Patient deutlich in Resonanz. Der Draht sitzt ziemlich fest und so gelingt es erst nach mehrmaligem Umbiegen von aufgespleissten Drahtenden den Draht zu ziehen, so dass keine Resonanz mehr gefunden werden kann. Einzelheiten finden sich im Lehrbuch der Aurachirurgie.

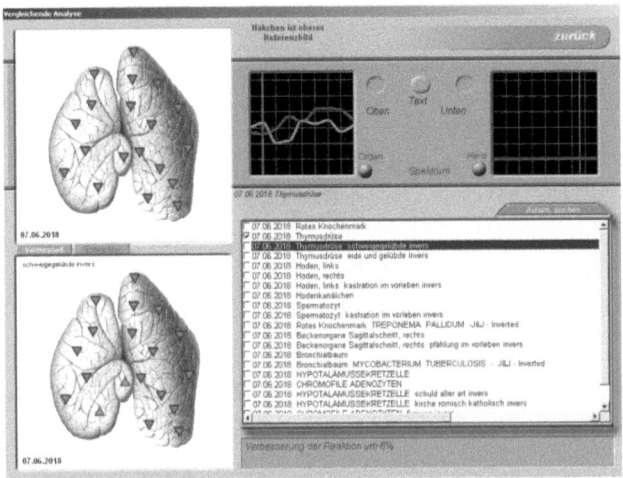

Abb. 96: *Thymusdrüse: Nachdem der Patient zunächst so verhalten wirkt, wird gleich eine Prüfung auf Schweigegelübde in der NLS-Analyse durchgeführt, jedoch ohne Erfolg. Bei Invertierung von Schweigegelübde kommt es zu einer Verbesserung des energetischen Befundes um nur 6%, d.h. es liegt kein Schweigegelübde vor.*

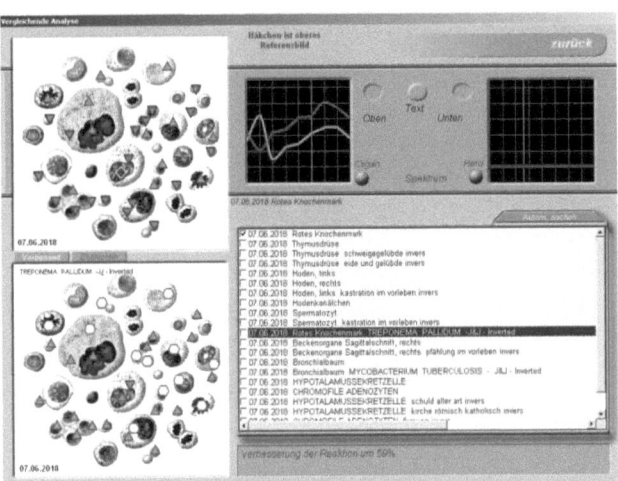

Abb. 97: *Rotes Knochenmark: Bei Invertierung von Treponema pallidum kommt es zu einer Verbesserung des energetischen Befundes um 59%. Dieser Befund ist im Zusammenhang mit dem vom Patienten beschriebenen Enddarmtumor von Bedeutung, auch beschreibt der Patient eine positive Familienanamnese für maligne Tumoren. Auch habe er schon mehrfach schwere Unfälle gehabt.*

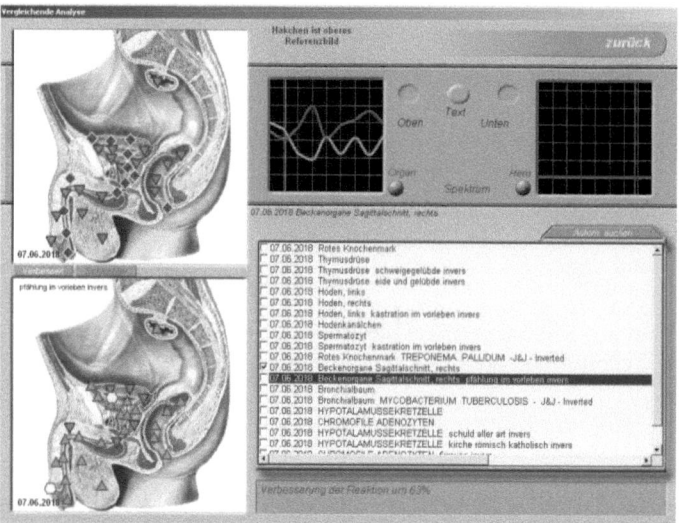

Abb. 98: *Beckenorgane Sagittalschnitt: Bei Invertierung von Pfählung im Vorle-*
ben kommt es zu einer Verbesserung des energetischen Befundes um 63%. Die-
ser Befund ist im Hinblick auf den Enddarmtumor von Bedeutung. Aus aurachi-
rurgischer Erfahrung ist bekannt, dass solche energetisch-informatorischen Be-
lastungen an der Entstehung von Tumoren beteiligt sind. Passend dazu reagiert
der Patient in der kinesiologischen Testung deutlich positiv und fällt fast um.

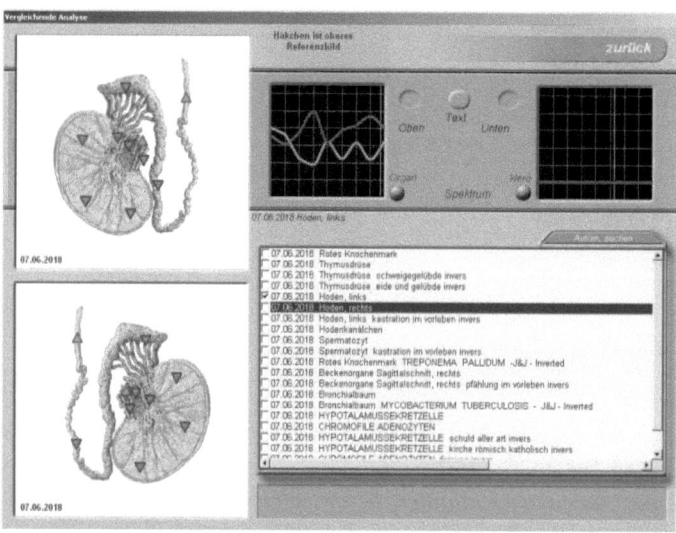

Abb. 99: *Hoden links und rechts: Auf beiden Hoden zeigt sich eine energetische*
Störung, die im Folgenden untersucht wird.

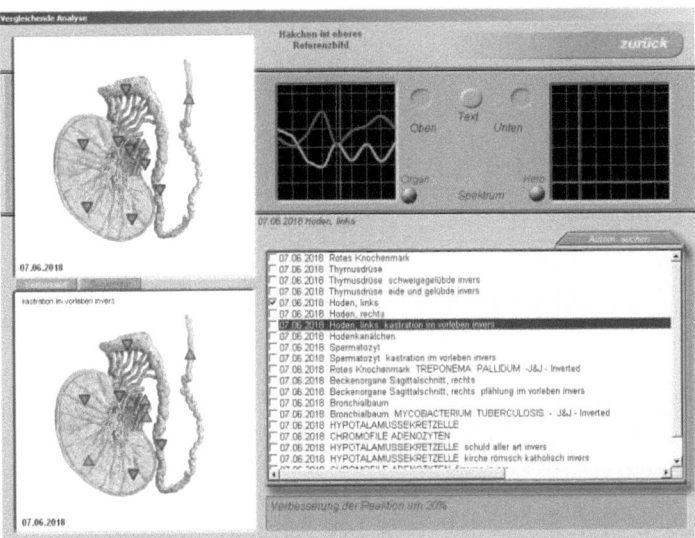

Abb. 100: *Hoden links: Bei Invertierung von Kastration im Vorleben kommt es zu einer Verbesserung des energetischen Befundes um 20%. Auf die Frage, ob er gerne singe, winkt der Patient vehement ab.*

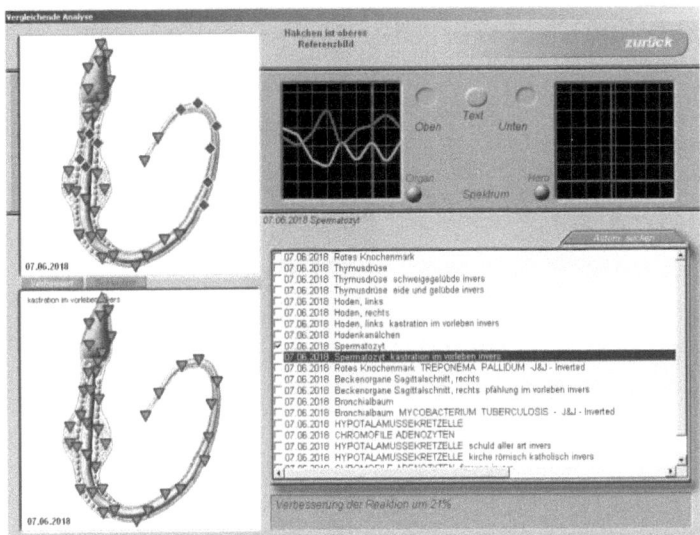

Abb. 101: *Spermatozyt: Bei Invertierung von Kastration im Vorleben kommt es zu einer Verbesserung des energetischen Befundes um 21%. Damit ist erwiesen, dass das Muster der Kastration vorliegt.*

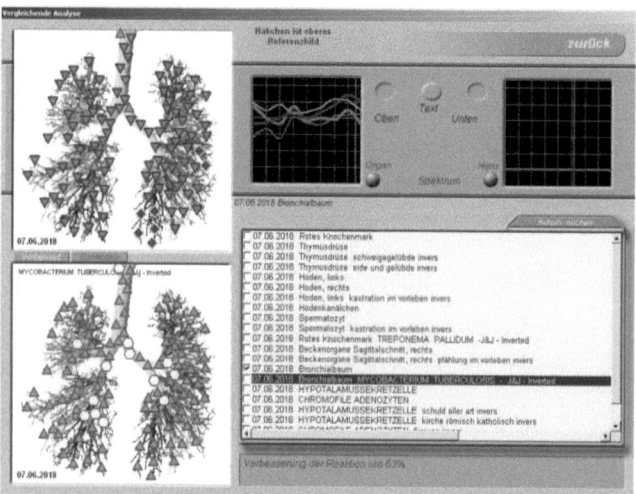

Abb. 102: *Bronchialbaum: Bei Invertierung von Mycobacterium tuberculosis kommt es zu einer Verbesserung des energetischen Befundes um 63%. Der Patient fällt durch seine rot-bläulichen Backen mit poröser Haut auf, wie es für tuberkulöse Patienten typisch ist. Lungenbeschwerden hat er nie gehabt. Allerdings berichtet er, dass er in seiner Jugend, obwohl nicht gegen Tuberkulose geimpft, einen positiven Tuberkulose-Test hatte und der Hausarzt sowie ein Lungenfacharzt damals erfolglos nach einer Tuberkulose gesucht hätten.*

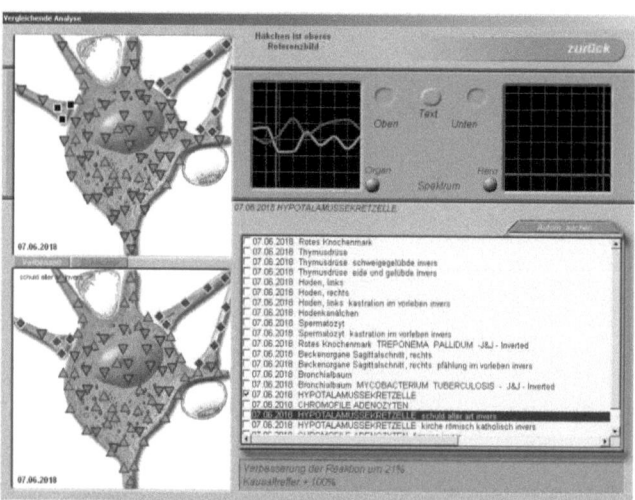

Abb. 103: *Hypothalamussekretzelle: Bei Invertierung von Schock aller Art kommt es zu einer Verbesserung des energetischen Befundes um 21%.*

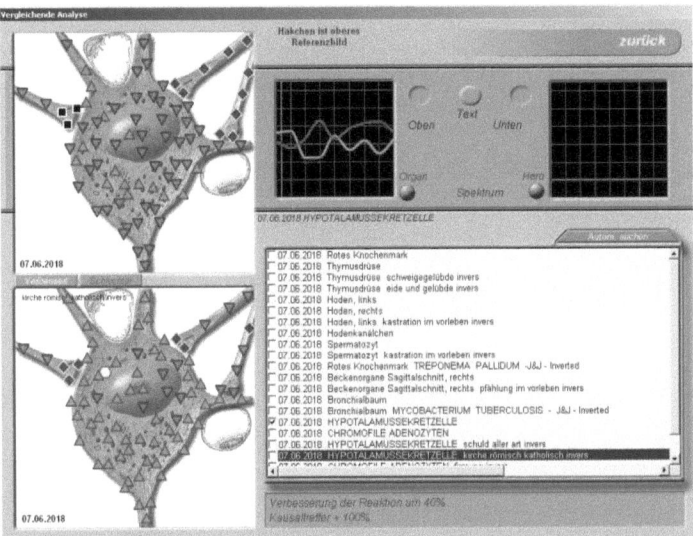

Abb. 104: *Hypothalamussekretzelle: Bei Invertierung Kirche römisch katholisch kommt es zu einer Verbesserung des energetischen Befundes um 40%. Der Patient gibt an, für die katholischen Kirche nichts übrig zu haben, er sei Anhänger der Naturreligionen. HINWEIS: Bis in das letzte Jahrhundert ließ die katholische Kirche Knaben mit schönen Gesangsstimmen zwangsweise kastrieren.*

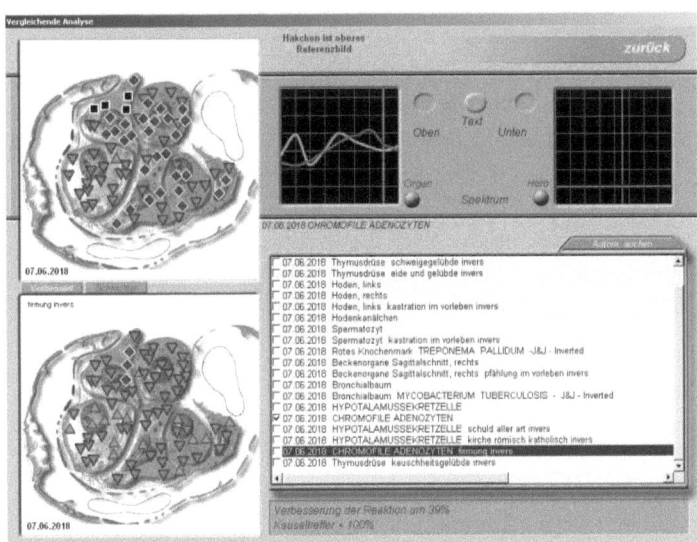

Abb. 105: *Chromophile Adenozyten: Bei Invertierung von Firmung kommt es zu einer Verbesserung des energetischen Befundes um 39%.*

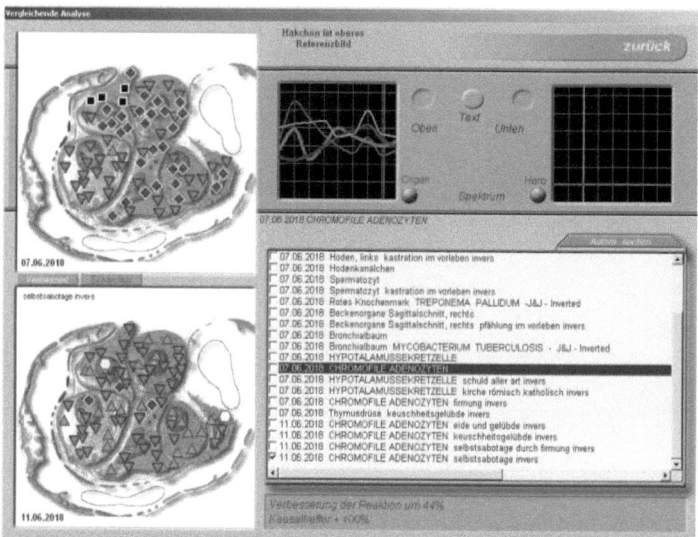

Abb. 106: Chromophile Adenozyten: Bei Invertierung von Selbstsabotage kommt es zu einer Verbesserung des energetischen Befundes um 44%. HINWEIS: Selbstsabotageprogramme finden sich häufig im Zusammenhang mit der katholischen Firmung, seltener im Rahmen von anderen Sakramenten wie Taufe oder Kommunion.

Bewertung: Die aurachirurgische Behandlung besteht in der Befreiung vom karmischen Muster der Schwarzen Magie, der Pfählung, der Kastration mit Refixation der Hoden anhand der Abbildung des Ductus deferens im Anatomieatlas, wo der Patient sehr deutlich in Resonanz geht. Anschließend erfolgt die Operation des Tumors am After. Der Patient geht dabei wiederum sehr deutlich in Resonanz, als ich mittels Anatomieatlas die Abbildung des Enddarmbereichs mit der chirurgischen Sonde abtaste. Mit einem Skalpell wird der zuvor in Resonanz gegangene Bereich umschnitten, die Tumormasse mit der Spritze abgezogen, mit dem roten Laser ausgebrannt, mit der Stimmgabel beruhigt, bis die Resonanz schließlich verschwunden ist.

Erwähnenswert bleibt eine Episode bei der Auflösung von Schuld, Eiden und Gelübden durch die aurachirurgische Auflösungsurkunde und den damit verbundenen Auflösungsspruch. Auf Grund der drängenden Zeit verzichte ich auf eine nähere Untersuchung bzw. Differenzierung der Eide und Gelübde in der NLS-Analyse, sondern beschließe, den Patienten die vorgesehen Urkunde unterschreiben zu lassen, womit alle Eide und Gelübde entsprechend gelöst werden. Als der Patient die Urkunde studiert, meint er, der Inhalt sage ihm durchaus zu und er würde die Dokument gerne unterschreiben, allerdings käme er mit dem Passus

„Keuschheitsgelübde" nicht zurecht. Er fragt mich, ob er diese Zeile vorher durchstreichen dürfe. Befragt, warum er dies machen wollen, meint der Patient, Keuschheit beziehe sich seiner Ansicht nach nicht nur auf die Sexualität, sondern insbesondere auch auf die Reinheit seiner Gedanken, und dies wolle er beibehalten. Hier keusch zu bleiben, sei ihm ein großes Anliegen, deshalb könne er die Urkunde in der vorliegenden Form nicht unterschreiben. Es entwickelt sich darauf hin eine Diskussion, was ein Keuschheitsgelübde an sich überhaupt sei. Ich erläutere dem Patienten meine Sicht der Dinge, wonach Gelübde zeitlich unbegrenzte Zusagen seien, die die betreffenden Personen in vielerlei Hinsicht einschränken und belasten würden. Das könne man von einem „reinen Gedankengut" nicht sagen, denn hier handele es sich um ein höheres Ziel und nicht um eine vielfach belastende Verpflichtung im Sinne eines Gelübdes. Nach einigem Hin und Her lässt sich der Patient schließlich auf diese Argumentationsführung ein und unterschreibt die Urkunde. Bemerkenswert ist aber folgendes: Erst durch die Diskussion um das Keuschheitsgelübde komme ich darauf, dass es sich bei den in der NLS-Analyse dargestellten energetischen Störungen durch Eide und Gelübde wohl am ehesten um ein Keuschheitsgelübde handeln dürfte, und tatsächlich, bei Invertierung in der NLS-Analyse verbessert sich der energetische Wert in der NLS-Analyse um sage und schreibe 59%. Wieder einmal ein beeindruckendes Beispiel, wie wichtig es ist, dem Patienten nicht nur zuzuhören, sondern genau hinzuhören, denn die Patienten offenbaren die Lösung meist bereits von sich aus im Gespräch.

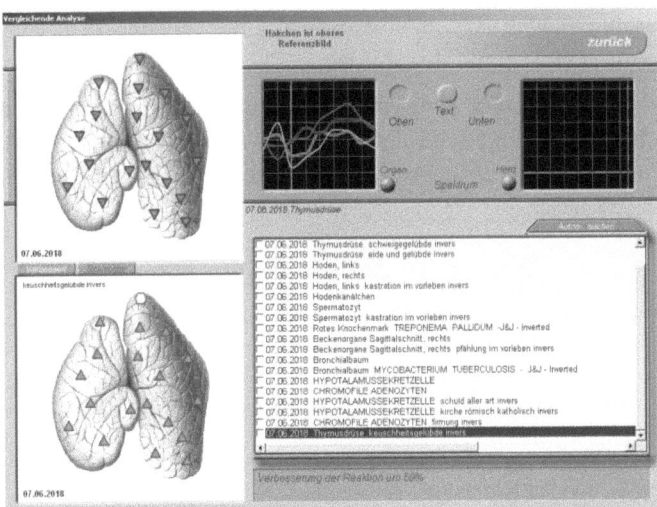

Abb. 107: *Thymusdrüse: Bei Invertierung von Keuschheitsgelübde kommt es zu einer Verbesserung des energetischen Befundes um 59%.*

Die Casuistik zeigt die vielfältigen Implikationen energetisch-informatorischer Störungen auf das Seelenleben von Patienten, die nach herkömmlicher psychiatrischer oder psychologischer Vorgehenswiese nicht annähernd in dieser Komplexität und beeindruckenden Tiefe zum Ausdruck kommen, in der aurachirurgischen Exploration jedoch schnell und zuverlässig diagnostiziert werden können. Schwarze Magie, Kastration, Schuld, Eide und Gelübde, Sklavenjoch, Selbstsabotage, Pfählung, dazu noch die miasmatische Belastung durch Treponema pallidum mit einer entsprechenden Familienanamnese. Nicht auszuschließen ist, dass der Patient der Familienanamnese folgt und unter einem malignen Enddarmtumor leidet, ausgelöst durch die Kombination aus dem karmischen Muster der Pfählung und dem miasmatischen Muster durch Treponema pallidum, von dem bekannt ist, dass es als Selbstzerstörungsprogramm im Körper wirkt und bei allen Tumorpatienten nachgewiesen werden kann. Auch berichtet der Patient von zahlreichen schweren Unfällen im Lauf der letzten Jahre, was wiederum typisch für den Selbstzerstörungsmechanismus durch Treponema pallidum ist. Deshalb rate ich dem Patienten, trotz seiner Ängste sich einem Proktologen vorzustellen. Die Angst resultiert vermutlich aus der Selbstsabotage des Patienten.

Nebenbefundlich wird bei diesem Patienten in der NLS-Analyse ein positives Miasma des Mycobacterium tuberculosis auf den Bronchien gefunden. Obwohl der Patient angibt, hier nie Beschwerden gehabt zu haben, ist dieser Befund doch interessant, denn diese Konstellation findet sich immer wieder einmal: Obwohl bei ungeimpften Personen ein positiver Tuberkulose-Test[17] vorhanden ist, kann bei der sich anschließenden schulmedizinischen Untersuchung kein Hinweis auf eine Lungentuberkulose gefunden werden.

Bei diesem Patienten findet sich eine Kombination von zahlreichen karmischen wie auch miasmatischen Belastungen, die letztlich zu dem Individuum führen, wie es sich in all seinen vielfach absonderlich erscheinenden Facetten präsen-

---

[17] Der Tuberkulin-Hauttest ist ein diagnostischer Test zum Nachweis einer Tuberkulose. Mit dem Tuberkulin-Hauttest wird eine Reaktion der T-Lymphozyten auf Antigene von Mycobacterium tuberculosis geprüft. Dazu wird standardisiertes, gereinigtes Tuberkulin-Extrakt intrakutan verabreicht. Danach wird die Hautreaktion geprüft. Früher durchgeführte Tests wie die Pirquet-Probe oder der Tinetest (Stempeltest) wurden verlassen. In Deutschland kommt dabei das Verfahren nach Mendel-Mantoux zum Einsatz. Als Testsubstanz wird seit 2005 das PPD RT23 SSI des staatlichen Seruminstituts Kopenhagen verwendet. PPD steht hierbei für "purified protein derivative", also ein nach international definierten Standards hergestelltes Antigengemisch aus Tuberkulose-Erregern. Besteht eine Immunreaktion gegen Tuberkulose, kommt es innerhalb von 72 Stunden nach intrakutaner Injektion der Testsubstanz zu einer verzögerten Immunreaktion (Typ IV), bei der T-Zellen auf das Antigen reagieren und eine lokale Reaktion hervorrufen.

tiert. Der Patient ist mitnichten minderbegabt, ganz im Gegenteil: Im Gespräch offenbart sich, dass er höchst gebildet ist, viele Bücher gelesen hat und große Denker der Philosophie und der Naturwissenschaften zitieren kann. Dass er sich über das Leben tiefgründige Gedanken macht, über seine Umgebung, die er als so feindlich und missliebig empfindet, und vor der er letztlich große Angst hat. Auch die Beziehung zu seiner Freundin, mit der er zwischenzeitlich keine intime Beziehung, sondern nur noch eine platonische Freundschaft pflegt, erklärt sich im Zusammenhang mit dem deutlichen Keuschheitsgelübde, dem karmischen Muster der Kastration und der Schuld von selbst. Seine Lebensangst und seine Lebensuntüchtigkeit, die im Zusammenhang mit der Schwarzen Magie und der Selbstsabotage ihre Erklärung finden. Seine gedrückte Haltung, die sich durch das Sklavenjoch erklärt. Ohne Kenntnis all dieser vererbten Belastungen laufen solche Patienten Gefahr, durch die Raster der üblichen Diagnostik zu rutschen, wie es dem Patienten seit Jahren ergeht. Entweder er wird als Eigenbrötler, als Spinner, als Persönlichkeitsstörung oder schlicht als Minderbegabter eingestuft. Keine der bislang durchgeführten anderweitigen Therapien hat nur im Ansatz irgendeine Erkenntnis oder gar eine Lösung für den Patienten erbracht. Entsprechend emotional aufgebracht reagiert der Patient, als er erkennt, wie viele Muster hier beteiligt sind und wie das Zusammenwirken all dieser Muster letztlich sein Verhalten und seine bisherige Biographie schlüssig erklären können. Seine Dankbarkeit kennt keine Grenzen, er ist den Tränen nahe und besteht auf ein großzügiges Trinkgeld, obwohl er wohl nicht viel Geld besitzt.

Die Aurachirurgie offenbart hier ihre enormen Stärken: Sie erlaubt den Einblick in das Seelenleben von Menschen, wie dies mit keiner anderen Methode heute nur im Ansatz möglich ist. Geradezu antiquiert wirken hier die Verfahren und Methoden der Psychiatrie oder der Psychologie, wenn man sieht, wie sich alle Symptome im Rahmen von energetisch-informatorischen Störungen benennen, in der NLS-Analyse innerhalb weniger Minuten abbilden bzw. gar quantitativ messen und schließlich auch noch kausal zuordnen lassen. Geradezu unglaublich erscheint es, wie die energetisch-informatorische Ausleitungs- und Auflösungstherapie nicht nur zu einer Verbesserung der Messergebnisse in der NLS-Analyse, sondern zu einer für den Patienten positiven Veränderung der Symptomatik führt. Das sind die Momente, in denen man als Aurachirurg in Ehrfurcht vor der Schöpfung innehält und im Gegenüber nicht mehr den „komischen Kautz", sondern den Menschen, so ungepflegt und verschroben er auch manchmal erscheinen mag, als einzigartiges Gottesgeschöpf erkennt. Eine menschliche Seele, der mit den Methoden der Aurachirurgie auf geradezu wunderbare Weise geholfen werden kann.

Über den Autor

Dr. med. Mathias Künlen.

Studium der Humanmedizin an der LMU in München.

Studium der Informatik an der Fachhochschule München.

Deutsches medizinisches Staatsexamen 1988.

US amerikanisches medizinisches Staatsexamen FMGEMS 1989.

Facharzt für Neurologie seit 1994.

Gründer und Vorstand der Softmark AG Grünwald, Softwareentwicklung im Bereich des Cognitive Computing.

Gründer des IFA Institut für Aurachirurgie AG, Fürstentum Liechtenstein.

Shotokan Karate 1. DAN im DKV Deutscher Karateverband.

Kyusho Jitsu 1. DAN im DKV Deutscher Karateverband.

Für eine Kontaktaufnahme schicken Sie bitte eine E-Mail an

info@aurachirurgie.me

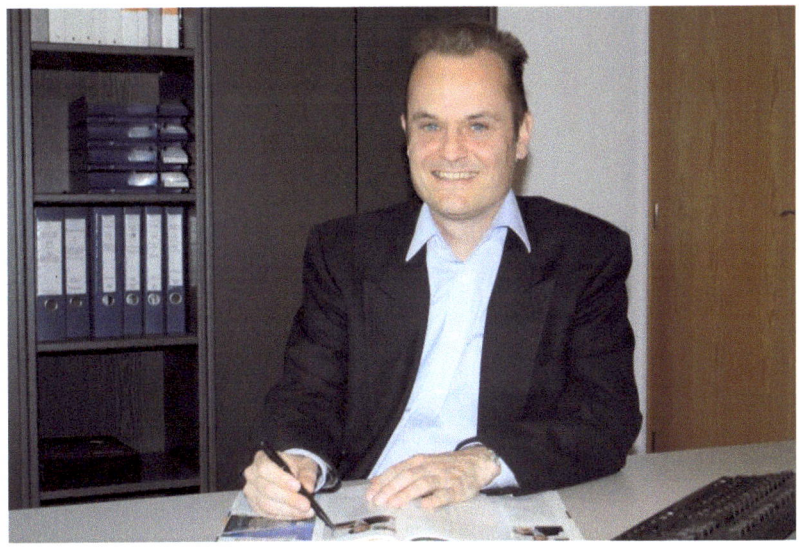

Index